医薬分業の光と影

The Unknown Story of
Medical Prescriptions

薬剤師、官僚、医師会のインサイドストーリー

玉田 慎二
TAMADA SHINJI

ダイヤモンド社

はじめに

医薬分業とは、医師が患者に選択した医療用医薬品を処方せんに記し、患者は薬局やドラッグストアで処方せんに基づいた調剤を薬剤師から受ける。医師と薬剤師が医薬品選択に関して、ダブルチェックするというシステムだ。患者にとって、その医薬品が適しているかどうか、薬剤師が医師の処方を〝監査〟し、時に〝処方提案〟まで踏み込む。患者が薬局を一ヵ所に固定したり、「お薬手帳」を持参したりすれば、服用している医薬品を「一元的、継続的」に管理される。副作用や他剤との相互作用、医薬品が本人に合っているかなど、患者を守ることができる。これが医薬分業だ。最大のメリットは「安全」。ところが今、医薬分業はバッシングに晒されている。

２０１８年度の分業市場は、薬局やドラッグストアで調剤される割合「分業率」が74・０％に達し、病院や診療所から出た処方せんは８億枚に上る。調剤金額は７兆３０００億円という巨大市場に成長した。約45年間で市場規模は１００倍以上も拡大。一方で、40兆円を超え、医療費全体の膨張が社会問題となるなか、増大し続ける分業市場への風当たりは強い。医療費の抑制が迫られる環境下で、7兆円を占める分業は金額に見合った費用対効果を感じられない、というのが批判の理由だ。

分業バッシングについて、わかりやすく言い切ってしまえば、患者から見て処方せんを渡した薬剤師に医療費を払っただけのプロフェッショナルな言動は窺えず、ただ手間と費用だけが嵩む、といったところだ。バッシングの理由はそこにある。支払った金額に対する専門的な便益（メリット）が見当たらない。こうした感覚は市民や患者だけでなく、医療医薬業界の関係者の多くが実感している点に問題の深刻さがある。プロフェッショナルとして専門性を発揮する薬局、薬剤師などごく一部で、それ以外の〝平均以下の薬局、薬剤師〟が目立ってしまっている。

さらにバッシングの背景には、業界全体が「規制行政」下にあるといった事情も影響している。

病院や診療所・クリニックと医師、薬局・ドラッグストアと薬剤師、また歯科医師や看護師、製薬企業、医薬品卸売業、調剤薬局チェーン、医療機器メーカーなど、「診療報酬」から直接、間接的に対価を得ている関係者はすべて、行政が差配する「規制」の枠組みにある。政府が定める医療サービスの価格である「診療報酬」は公定価格で、この値段のなかで生存しているからだ。言い換えると、価格を決める監督官庁の厚生労働省は「公的保険」という大義名分のもとに業界を「規制」でき、業界はこれに従わざるを得ない。行政側の「規制」に口をはさみ、絶えず抵抗しているのは日本医師会くらいかもしれない。

また厚労省の背後には、国の財布をガッチリ握り、睨みを利かせる「省庁のなかの省庁」とも位置付けられる財務省が控えている。そのまたバックには安倍晋三内閣の長期政権を支える首相官邸があり、実働部隊である「規制改革推進会議」や「経済財政諮問会議」といった会議体が眼を光らせる。

医療医薬業界は、厚労省、財務省、首相官邸というラインから規制が敷かれている訳だ。こうした規制行政下にあって「医療費抑制」という政治課題のターゲットにされているのが製薬企業と調剤薬局だ。

分業市場７兆円の大半は医薬品費で、そのほとんどを製薬企業が得る。このため、医薬品の値段である「薬価」に関するルールは絶えず議論の的となり、「薬価引き下げ」をメーカーは呑み続けてきた。一方、薬局が得る医薬品費以外の「技術料」は約１・９兆円に達する。医薬品を揃え、患者への服薬指導や薬剤服用歴の管理などで得るのが技術料だ。薬局はこの技術料と医薬品費を含めた総額の調剤医療費において、未だ伸長を続けている。この分業市場に対して、財務省や政府の会議体は抑制を迫っているのである。厚労省もまた政府方針には逆らえず、分業市場に手を付け始めている。本来は同じ医療従事者として「仲間」であるハズの日本医師会も、ここでは市場の抑制を主張する。

つまり、薬局、薬剤師は業界内でかなり厳しい立ち位置に追い詰められているのだ。さらにタイミングが悪いことに、調剤薬局チェーンを中心に「不祥事」が続発。ここ数年、不正に診療報酬を得るといった事件が頻発している。

高騰する医療費の抑制が政治課題に上がるなかで、伸長する調剤医療費があり、しかも不正に報酬を得ている調剤薬局チェーンが続出し、多くの薬局ではプロフェッショナルな技術には見えない調剤が続いている。これが今、医薬分業を取り巻く環境だ。

その傍らで、薬局やドラッグストアは市民にとって身近な〝医療機関〟でもある。地域住民が気軽に相談ができる施設。バッシングされてはいるものの、市民生活には欠かせない。

にもかかわらず、現場の薬局で働く薬剤師や、指導的立場にあるハズの地方薬剤師会、さらには薬剤師全体を束ねる日本薬剤師会においても、批判と期待が入り混じる現状への危機意識は薄い。

本書は、業界紙記者として約30年、医薬分業をテーマに据えて取材してきた私が、絶体絶命のピンチにある薬局、薬剤師に対して、「カンカンカン」と警鐘を鳴らしたものだ。

業界紙記者として見詰めてきた医薬分業

私が駆け出しの記者として取材を始めた１９９０年代初頭の分業率はわずか10％程度。分業の黎明期であり、牧歌的な時代だった。当時、業界紙のなかで分業を取材する記者など少数で、特に行政を中心に取材をしていたのは私くらいだった。薬局の店舗について書く記者はいても、制度として分業を捉える記者は少なかった。それもそのハズ、分業が何十倍にも拡大するなど誰も想像していなかった。それが今では「分業や調剤が書けない記者は、この業界の記者ではない」などとロートル記者までが言い放つ時代になった。

業界新聞＝業界紙について、少し説明しておこう。特定の業界の関係者を対象に、その業界の動きだけを報道する新聞で、ほとんどの業界に存在する。自動車や建設、金融といったメジャー処から、お葬式やコンニャクといったユニークな業界の新聞まであった。

そのなかで医療医薬関係の業界紙は30以上に上る。かなりの数だ。実はここでも「規制行政」が影響している。規制官庁や政府の動向は、業界にとって死活を左右するほどの「情報」だ。より早く、より深く、より詳細に、情報を得たいというニーズが潜在する。当然、業界紙同士の取材競争があり、スクープ合戦が繰り広げられる。

いやらしい言い方をすれば、「情報」は「おカネ」になる。だから各社、スクープを競い合う。また、そんな業界だからこそ別の報道機関も〝参入〟してくる。一般紙だ。40兆円超の市場は一般マスコミにとっても魅力的なのだ。

さらに別の見方をすると、「経済」という大きな枠組みで業界を括ってしまえば、『日本経済新聞社』は業界紙の〝親玉〟のようなものだ。日経もまた「経済」という業界の業界紙というコトになる。時に、医療医薬の経済について書くわれわれと日経はスクープを競い合う。つまり日経は最大のライバル。商売敵だ。日経側がどう捉えているかは別にして、医療医薬関係の業界マスコミには、こんな構図が渦巻いている。

私は業界紙記者という仕事が気に入っている。「天職」とすら思っている。確かに限定された業界のコトだけを報道する媒体は、社会全体を網羅する一般紙とは異なりマイナーなイメージが付きまとう。けれどその分、新聞記者として生涯こだわるテーマに出会える。限られた世界のなかでこだわりは見つけやすい。取材テーマを極めれば、眼に映る風景も変わる。取材を通して、社会や経済の捉え方は深みを増す。そして、私がこだわってきたテーマのひとつが「医薬分業」だった。

もっとも取材してきた相手は「薬剤師」だ。分業の主役である薬剤師を取材するのは当たり前と言えば当たり前なのだが、薬剤師というライセンスを持つヒトと、膝を突き合わせて話を聞き、口角泡を飛ばして語り合い、夜遅くまでお酒を酌み交わし、時にはケンカしてきた。

業界には多くの薬剤師が在籍する。薬局に勤める市井の薬剤師から、職能団体である日本薬剤師会の構成員、製薬企業の役員や新薬開発担当者、また厚生労働省に勤務する薬系技官、薬剤師の免許を持つ国会議員、薬科大学の教授、ドラッグストア企業の幹部、調剤薬局チェーンのトップ、業界団体関係者、それに同業の業界紙記者など、薬剤師の存在は多岐にわたる。

薬剤師は全般的にいたってまじめだ。論理的で、どちらかといえば保守的で物静か。失礼ながら〝地味〟だ。決して、冒険しないようにも見える。最近は少なくなったが、医学部をめざし挫折したヒトも多い。だから、医師へのコンプレックスは強いのかもしれない。もちろん、薬剤師のなかには豪快で明るく、革新的なヒトもいる。破天荒で傍若無人なヒトもたまにいる。ケンカした薬剤師には殴り合いの一歩手前までいったヒトもいた。ディベートは嫌いではないのでよく論戦したケド、あるとき、出てきた言葉には驚いた。

「月夜の晩は、後ろに気ぃ付けろやぁ」

菅原文太主演の映画「仁義なき戦い」シリーズを思い出した。ケンカ相手の多くは鬼籍に入ってしまったので今では笑い話だが、ケンカも本気でやった。ただ、記者にとって大事な〝ネタ元〟は薬剤師が多かった。そんな彼らと約30年間、取材を通して〝冒険〟してきた。

本書は業界紙記者として、てくてくと現場に向かい、カッと眼を見開き、じっと耳をそばだてて、頭をフル回転させ書いてきた、分業を巡る制度や検討会、出来事、事件、不祥事などをクロニクル（年代記）的に綴った。

２０１８年、厚生労働省の審議会では、医薬分業は医師会や患者団体から袋叩きにあっていた。これが大きな契機だった。まずこの議論の詳細を振り返り、そのうえで分業が政策誘導によって進んだ１９７０年代から現在までの出来事を辿った。

個店経営者の薬剤師が多く集まる職能団体、日本薬剤師会では会長の椅子を巡る政変が続いている。大手調剤薬局チェーンが地方薬剤師会に仕掛けたバトルも凄まじかった。厚労省調査のデータ偽装疑惑も薬剤師会が発端だ。「調剤ポイント」という従来なかった〝秘策〟で急成長を続けるドラッグストア業界の市場席巻も目が離せない。日本医師会が仕掛けた分業バッシングは炎上し現在も続く。そのバッシングの原因をつくってしまった格好の厚労省官僚の巻き返し策も見逃せない。さらに、そもそも官僚が分業を政策誘導して進めてきた「本当の目的」はなんだったのかを探った。実はこの点は長年のナゾだった。こうした過去を読み解きながら、薬局、薬剤師の「将来」についても触れてみた。このほか、【調剤報酬改定】では、カギとなった２０１２年度改定から２０２０年度改定までを解説し、【ひと】【エピソード】として、ウラ話も盛り込んだ。

すべての関係者に贈る

今、医薬分業はバッシングが続き、薬剤師にとって厳しい時代を迎えている。分業の最大メリットである「安全」は眼に見えない。なにも問題が起きない平穏は、なにかあった時に初めて気付くものだ。安全もまた同じ。眼に見えない安全が最大のメリットの分業は、効果を実感しにくい制度ではある。ただし、そうした宿命を差し引いても、現在起きている分業バッシングは、これまでただ開局すれば儲かる〝分業バブル〟に浮かれてきたツケだ。薬剤師は眼に見えないメリットに「見せる」努力を怠ってきた。どれだけの薬剤師が、自らの仕事に情熱を持ち、誇りを持ち、覚悟を持って仕事をしているだろうか——。

薬剤師は今、中央で起きている議論を知り、なぜこうした状況に行き着いたのか、歴史を理解し、医療医薬業界を取り巻くパワーバランスを熟知する必要がある。そのうえで、何をしなければいけないのか、何を考えなければいけないのか、どこに向かっていけばいいのか、それぞれがちょっと立ち止まって問い直す、そのヒントになればと願う。

本書は、現場の薬剤師を含め、分業にかかわるすべての関係者に向けて書いた。加えて、薬剤師に興味を持つヒト、７兆円を超え未だ拡大を続ける分業市場に関心を寄せる山っ気のあるヒト、薬剤師を取り囲む官僚や医師会について分業を切り口にして知りたいヒトにも贈る。これは、いち業界紙記者がテーマに据えて見詰めてきた、医薬分業の光と影だ。

医薬分業の光と影

目次

第2章

1974年～2002年

政策誘導からバブル、クーデター

第3章

2003年～2011年

ポスト日薬〝本能寺の変〟

2012年～2018年
バッシングから「覚悟」への道

登場人物の肩書や組織の名称などは、章ごとの年代時点で原則統一した。
このため人物によっては章が変わるごとに肩書がコロコロ変わるケースもある。
例えば、現在の日本薬剤師会の山本信夫会長は、98年は日薬の常務理事で
06年からは副会長、12年には東京都薬剤師会会長に移り、
14年から現在の日薬会長となった。
〝出世魚〟のように呼び名＝肩書も変化している。

序　章

官僚たちとの〝場外戦〟

医薬分業と官僚は切っても切れない関係だ。
なぜなら、日本の分業は
官僚による「政策誘導」によって
ここまで来たからだ。そんな官僚たちと
取材を通した〝攻防〟は、ときに心地よい。

医薬分業は、かかわる立場からそれぞれに〝力学〟が働いている。キーパーソン、キーポジション、キーとなる組織があって、力関係が潜伏する。現場の医師と薬剤師、患者とは遠く離れた〝政治的駆け引き〟のなかに、力関係は潜んでいる。「規制行政」下で進んできた制度は、立つ位置によって、発言、見解、行動は異なるのである。

カギを握るのは「官僚」だ。主に厚生労働省の官僚たちが、分業推進のための制度を創り、予算付けし、方向性を決めてきた。第1章以降で後述するが、これまで推進の旗を振ってきた厚労官僚は、昨今の情勢から分業に対して厳しい姿勢に変わっている。

また、薬剤師最大の組織である日本薬剤師会（日薬）の「幹部」も重要なキーパーソンだ。日薬は薬剤師約30万人を代表する職能団体で、会員の多くは街の薬局の〝オヤジ〟たち。個店薬局の経営者が多く、ここ25年の会長はこうした開局薬剤師の代表が就いてきた。分業を推進する立場の一番手だ。

日薬の個店経営者の集まりに対抗するように新設されたのが、ドラッグストア企業の経営者が集まる日本チェーンドラッグストア協会と、調剤専門薬局チェーン経営者団体の日本保険薬局協会だ。分業の進展とともに台頭した。両団体はキーとなる組織で、それぞれの企業トップが議論に加わる。彼らもまた分業推進派ではあるものの、企業経営という立場から日薬とは若干主張は違う。過去、幾度となく日薬と論戦してきた。

そして、外せないのが国内最大の〝圧力団体〟で、絶えず存在感を示す日本医師会（日医）の会長、副会長、常任理事といった「執行部」の面々。日医の執行部はどのメンバーも発言力があって、キーパーソンとして介入する。医師と薬剤師は、医薬品の「処方権」と「調剤権」というデリケートな主権争いも水面下で燻っていることから、「仲良く協調」とはいかない面もある。同じ医療従事者の「仲間」であり、医療制度改革議論では手を握り「外敵」と戦う一方で、医療費のパイの奪い合いという「内輪揉め」の場面では机の下で互いの足を蹴り合う、そんな関係だ。

このほか、患者や市民を代表する「患者団体」の論客や、保険料を負担する側の保険者団体の幹部などもキーパーソンとして登場する。こうした官僚、日薬、日医、その他の団体幹部たちが、力学を働かせる。

彼ら登場人物の力関係をまとめると、こうなる。

官僚は制度の立案施行の責任を取る立場から分業予算を差配し、薬剤師会は官僚と協力しながら分業を進める姿勢を崩さない。医師会は、官僚と薬剤師会の関係を横目に「調剤医療費の削減」を念頭にしたたかに分業バッシングを続ける。患者や保険者団体は、理想の分業には賛成するものの昨今の不祥事を踏まえ、厳しい態度を示す。要するに、官僚は薬剤師会には強い姿勢で接し、医師会はその官僚に圧力をかける。薬剤師会は医師会に対して気を遣う傍らで、敵対関係にもなる。さらに、首相官邸がバックの政府の会議体は、官僚や薬剤師会、医師会に対して大上段に切りつける。こうした力関係が蠢いているのである。

序章では、分業のメインキャストである官僚について、何人かが登場する。業界紙記者との〝攻防〟を通じて、官僚の考え方や仕事に対する姿勢、絡み合う思惑などを感じ取ってもらえれば、次章以降のクロニクルはわかりやすくなる。

元厚労省トップとの駆け引き

「またぁ、あんなこと書きやがって。誰も言ってないだろ」

場面は２０１３年9月13日、製薬企業が集まる業界団体主催のシンポジウム。講演合間の休み時間を利用して、演者として登壇していた元厚生労働省事務次官の阿曽沼慎司氏に挨拶に行くと、いきなり返ってきた言葉がこれだ。

2日前、私は阿曽沼氏の「内閣官房副長官抜擢の可能性」を書いた。その〝抗議〟だった。

「いやいや、話は出てますって。ただ、実現するかどうかは、微妙なところですが」

「だから東スポって言われるんだよ」

ご存知、『東京スポーツ』は「飛ばしの東スポ」という異名を持つスポーツ紙。玉石混交の記事で読者を楽しませる。そんな東スポのような記事を、私は好んで書いてきた。阿曽沼氏が抗議したのは、こんな記事だ。

> 厚生労働省トップの事務次官まで務めた阿曽沼慎司氏（京都大学iPS細胞研究所顧問）に、政府の「内閣官房副長官」抜擢の構想が持ち上がっている。ＴＰＰ（環太平洋経済連携協定）交渉で議題に上がる薬価制度や混合診療の問題、社会保障制度改革などに対して、安倍晋三内閣にはこうした厚生労働省マターの課題に対応できる厚労省出身者が見当たらないからだ。実現すれば、「剛腕官僚」の復帰となるが、阿曽沼氏本人は否定。「そもそも呼ばれていない」としているが……。
> （13年9月11日）

官僚のトップポジションである事務次官にまで上り詰めた阿曽沼氏は、ネゴシエーション（ネゴ、交渉・折衝）に長けた有能な官僚だった。「剛腕」とも評され、歴代の事務次官のなかでも別格。そんな彼が、政府官邸の重要な役職である内閣官房副長官に抜擢されれば、医療医薬業界にとっても朗報だ。記事は業界全体が関心を示し、ニュースバリューは充分だった。

そんな阿曽沼氏との取材が本格化したのは、彼が医薬食品局長に就任した03年頃からだった。当時、ＯＴＣ薬の規制緩和問題が最大のテーマに上がっていた。

ＯＴＣ薬とは、医師の処方を必要とする「医療用医薬品」とは別に、街の薬局やドラッグストアで自由に買うことができる〝大衆薬〟のコトだ。オーバー・ザ・カウンタードラッグの略。欧州ではカウンター越しに販売されてきたため、そう呼ばれる。ＯＴＣ薬は世界共通の呼称でもある。そのＯＴＣ薬を、街のコンビニエンスストアなどの一般小売店舗で販売可能とする「規制緩和」が持ち上がっていた。当時の小泉純一郎首相と直接交渉し、その後、改正薬事法に取り組んだのが阿曽沼氏だった。この頃から「剛腕」と評されていた。信頼した部下からの情報をもとに周到に準備し、ここぞという場面で揃えた手札を使ってネゴを完遂する。剛腕官僚だった。

　だから退官後、古巣の京都に引っ込んでいた彼に、政府官邸の要職である「官房副長官」への抜擢説が流れたのも頷けた。ネゴに長けた剛腕官僚が京都で隠居するには早過ぎた。

　情報を摑み、京都大学ｉＰＳ細胞研究所の顧問に就任していた阿曽沼氏に即、取材を申し込んだ。

　13年8月20日、真夏の京都。ｉＰＳ細胞研究所で「官房副長官抜擢」を本人にぶつけると、

「ないよ。ある訳ないだろ」

　あっさり否定された。

「書くなよ。そんなヒトの人事」

　クギまで刺された。なんども「書くなよ」と念を押された。けれど、東京に戻り、その日

のうちに記事は仕上げた。本人が否定しても、首相官邸の水面下の動きは摑んでいたからだ。

ただ、伸るか反るかは微妙な情勢ではあった。

阿曽沼氏に取材中、「大役を担える役人はそうそういない」「京都に引っ込んでる場合じゃあない」「オモテ舞台で仕事すべき」「官房副長官起用を一部からでも請われるなんて役人冥利に尽きる」。そんな〝取材〟をしていた。すると、彼の口癖である「ばっかやろぉ」が出てきた。それでも、ニヤリと笑った後、

「まぁ、あなたは書くのが仕事だからな」

そう呟いた。

阿曽沼氏は74年に京都大学経済学部を卒業後、厚生省に入省。薬務局経済課長や健康政策局総務課長を経て、医薬食品局長、老健局長、社会・援護局長、医政局長といった異例の4局の局長を歴任した後、10年に厚生労働省トップの事務次官に就き、12年9月に退官。その後、民間企業への天下りはせず、京都に転居。ｉＰＳ細胞研究所へは、なんと自分で「公募」から応募しての就職だった。

ｉＰＳ細胞研究所顧問への再就職について阿曽沼氏は、山中伸弥所長が受賞したノーベル生理学・医学賞を挙げた。「日本人が日本で開発した技術」であり、国内で実用化させ「世界を席巻する事業モデルを確立したい」と打ち明けた。ｉＰＳ細胞研究所の技術をグロー

バルスタンダードに「国際標準化するというのが最初のターゲット」で、「研究者が考えない」国富につながる事業化モデルを「顧問として実現させたい」と暑い京都で熱弁した。

「日本の技術が、日本で実用化され世界に出ていく。そういう事業モデルをｉＰＳ細胞で確立したい。ちょっとキザだけど」

阿曽沼氏は胸の内を語った。

製薬団体主催のシンポジウム、その休み時間に戻る。阿曽沼氏に挨拶し、逆に噛み付かれてしまったので、

「だけど、本人が『否定した』とちゃんと書いておいたから、ぎりぎりセーフでしょう」

軽口で返した。すると、

「当たり前だろ」

ボディにパンチが飛んできた。でも、眼は笑っていた。

「まあ、ありがとうございました。今後ともよろしくなっ」

かしこまってそう言うと、パネルディスカッション用の席へと駆け上がって行った。

その後、官房副長官抜擢は実現しなかった。けれど、ｉＰＳ細胞の実用化は国内メーカーが参画し、横槍が入りながらも着実に「日本発」の技術として進んでいる。取材で〝駆け引き〟できる役人はそうそういない。「剛腕」で「ネゴ」に秀でた官僚との〝取材〟は探り合

いの駆け引きだ。記事がうまく嵌まっても、また不発に終わっても、それはそれで構わない。

霞ケ関の官僚システム

医療医薬業界はほとんどが規制行政下にある。すなわち、監督官庁である厚生労働省などの動きは、可能性段階でもニュースバリューは高い。業界紙の「読者」は種種雑多なニュースのなかからでも必要な情報を汲み取る。ここは一般紙と異なるところだ。

業界紙記者としてテーマを「医薬分業」に据えると、取材はまず制度論がベースになる。分業黎明期には、推進に向けた施策が必要だった。法律、政省令によって制度を形づくるのは行政機関の仕事。だから、取材対象として官僚は外せない。厚生労働省の官僚たちへの取材は「マスト」だ。さまざまな場面で官僚がキーパーソンとして登場する。

日本の官僚組織は、古き良き時代のシステムと言える。「国内最大のシンクタンク」などと呼ばれるように、ひとつの完成型ではある。最近、歪みが目立ちはじめ、構造改革の必要性が指摘されているものの、一度でき上がったシステムをそう簡単に組み直すのは難しい。

霞ケ関の省庁には約27万人の役人が在籍し、そのうち「東京大学法学部卒」に代表される、いわゆる「キャリア」組エリートは1％にも満たない。難関「国家公務員総合職試験」に合格した幹部候補であるごく一部のキャリア官僚（総合職）と、「国家公務員一般試験」を通った大半の「ノンキャリア」（一般職）で、基本的に省庁は構成される。

労働部門を除いた厚生行政の場合、キャリア組は毎年15人程度が入省する。入省年次によって「〇年組」と括られ、頂点の事務次官ポストをめざし、出世レースが始まる。30代あたりで「課長補佐」に就き、ココからが勝負処。仕事量は半端ない。頭角を現し、能力を示すことができれば40代の「課長」職で出世コースの花形ポストに座ることができる。

厚生労働省の花形ポストのひとつが「経済課長」だ。医療、医薬、保険、公衆衛生、年金などを扱う厚生行政は、基本的に「規制行政」。業界を規制でシバリ、統括している。そのなかで唯一、「経済課」は規制とは一線を画す「産業育成」を担う。省内でも、ちょっと異色な部署と言える。厚労省のなかの「経済産業省的」な組織だ。内外から注目される課でもある。キャリア官僚のポストのなかで、経済課長で名を上げればトップの事務次官の椅子は見えてくる。逆に、経済課長で失敗すれば、出世レースはそこで終わる。やり甲斐がある一方、シビアなポジションだ。阿曽沼氏も経済課長を経て、事務次官にまで上り詰めたケースだった。

キャリア組は、課長職を首尾良くこなせば、審議官、局長へと昇進し、さらに局長時代にビシッと成果を上げることができれば、最高位の事務次官への道も開ける。同期入省した15

人は、それぞれの局面でふるいに掛けられ、最後のひとりが上り詰める。年次によっては事務次官を輩出できない代もある。運や派閥が左右するからだ。一応、こうした年次主義による人事は表向きには撤廃されてはいるものの、まだまだ現存する。ただし、基本的に能力の高いヒトがトップに上がる。これは業界紙記者としての印象だが、厚生行政で事務次官にまで上り詰めたヒトに無能な人材はいない。

一方で、厚生労働省という組織は、他の省庁と比べ大きく違う点がひとつある。それは多様な「技官」の存在だ。

技官とは、文字通り技術職だが、その数、影響力は侮れない。厚生行政には医師免許を持つ「医系技官」と、主に薬剤師の「薬系技官」。さらには、歯科医師系、看護師系、統計系など多くの技官が在籍する。医系技官は筆記試験がなく、面接だけで採用が決まる。その傍ら、人事面はキャリアと同格だ。また、厚労省は17年に事務次官と同レベルの「医務技監」ポストを新設した。これまで局長クラスだった医系技官の最高ポストをキャリアと同格に引き上げた。省内には約２００人の医系技官が籍を置く。

対して、薬系技官は毎年5人～10人程度の採用で、省内には総勢約１５０人が働く。主に、医薬品や化学物質、食品などを担当する。最高ポストは「大臣官房審議官」。その下の課長ポストも５つ程度ある。

花形ポストは、保険局医療課の「薬剤管理官」だ。その時々の〝薬系エース〟が就くともされるポジションで、医薬品の公定価格である「薬価」や薬局における技術料「調剤報酬」など、医薬業界にとってもっとも関心の高いテーマを扱う。ところが、薬剤管理官経験者がその後、〝薬系トップ〟の大臣官房審議官に就いたケースは今のところない。時々のエースが就くポジションにもかかわらずに、だ。薬系エースが薬系トップに就くことがないという不思議なジンクスが、省内には存在している。理由のひとつに、薬剤管理官は担当業務上〝敵〟をつくるコトが多く、この敵の存在が影響しているともされる。業界中の関心事で重要案件を扱うポジションは、反感を買うリスクも高い。敵のいる官僚をトップには据えにくい、という側面もあるようだ。このあたりの霞ケ関人事事情も、分業になんらかの影響を与えている。

もうひとつキャリア官僚と異なる点は、薬系トップの審議官に上り詰めた人材が必ずしも有能ではない、という点だ。もちろん、優秀な薬系トップもいたが、全員ではない。これも、いち業界紙記者として私見だが……。

こうした事情を背景に、キャリア官僚にとって薬系技官は「目の上のたんこぶ」にも「かけがえのない存在」にも変わる。厚生行政の興味深いところだ。財務省では「森友学園問題」などが表面化したが、厚労省のような「技官」がほとんどいない環境が、問題を迷走させたという見方もある。技官の存在がキャリア官僚の暴走を抑制するという見立てだ。キャリアと技官の両方の仕事振りを取材してきた業界紙記者からすれば、その時の両者の〝関係〟が、施策の結果に影響するように匂う。彼らが連携し、うまくシンクロすると、実にいい仕事につながるのだ。

分業と薬系技官、さらにキャリア官僚は密接に絡み合ってきた。分業をここまで進展させたのは官僚による政策誘導だ。歴史はヒトが創る。大きくモノゴトが動く時、そこにはキーパーソンが必ず存在する。優秀な人材がキーポジションに就いた時、モノゴトは胎動する。医薬分業においても、こういった力学が根底で働いている。

業界紙と経済課長

早くから「厚生省のエース」と目され、事務次官候補に挙げられていた官僚のひとりに武田俊彦氏がいた。武田氏は83年に東大法学部を卒業し、厚生省に入省したキャリア組。ただし、このヒトは〝薬局嫌い〟で〝分業嫌い〟と周囲から見られていた。その武田氏が06年9月、「やりたかった産業施策」を担う経済課長に就いた。花形ポジションだ。

これは、その時の話。

着任早々、製薬企業と行政がフレンドリーに情報交換するという触れ込みで「官民対話」を打ち出し、業界に理解のあるイメージを前面に押し出して経済課長席に座った。厚労省専属の記者クラブとの就任会見もすかさずこなし、官民対話をにこやかに爽やかに強調してのデビューだった。

ところが、記者クラブに所属していなかった私たちの編集部の取材には応じなかった。さらに武田課長は、その後も取材拒否を続けた。歴代の経済課長で就任インタビューを拒み、着任早々から取材拒否を突き付けたキャリア官僚は初めてだった。当然、この態度にはカチンと来た。経済課に怒鳴り込もうとしたところ、同僚記者に止められた。

「ケンカ腰で行くと話がこじれるから、待ってください」

そう諭されたので、でしゃばるのを止め、担当記者に任せた。しかし、いつまで経っても取材拒否は続いた。1ヵ月、2ヵ月。さすがに編集部としても堪忍袋の緒が切れ、私の出番となった。ただ、経済課長が就任から何ヵ月も取材拒否するというのは異例のことだ。相当の理由があるハズ。

何かある——。そう踏んで、「正攻法」はやめて「ゲリラ戦」で攻めることにした。経済課の〝腹の底〟を周到に取材して、ネタが揃った年明けの07年早々、2日連続で仕掛けた。記事はこんな感じだ。

厚生労働省は「日本型参照価格制」について周辺環境を整え、導入に向け準備を進めているようだ。政府方針では「導入検討」まで明示しなかった医療費抑制策だが、厚労省は水面下では着々と動いている模様だ。製薬企業を筆頭に業界全体が警戒する参照価格制は、06年4月実施の「後発品使用促進策」のなかで、すでに着手していた。

(07年1月11日)

厚生労働省は「参照価格制」だけではなく「償還払い制」に関しても、導入を視野に動き出している。06年の改正薬事法などで、すでに課題も解消。「医療用非処方せん薬」に関して、保険給付を制限する償還率の設定をも視野に、検討している模様だ。

(07年1月12日)

ドイツとフランスで実施されていたドラスティックな薬剤費抑制策である「参照価格制」と「償還払い制」の導入に向け、厚労省が着々と周辺環境を整備しているという記事だった。参照価格制は、同一薬効の医薬品をグループ化して、保険で支払う価格の上限を参照価格として設定するもの。上限を超えた分は患者の自己負担となる。償還払い制は、患者が医療機関に医療費の全額を支払った後、治療の重要度によって設定された償還率に沿って返金を受ける制度。どちらも薬剤費抑制策としては〝劇薬〟に値する。医薬業界が強く反発してきた仕組みで、記事はそんな制度を厚労省が水面下で画策しているという内容だった。当然、製薬企業の関心は高く、業界全体に反響を呼んだ。

ただし、記事にはひとことも「経済課」を出さなかった。けれど、経済課長の当人にはよくわかるように、間接的だがピンポイントで続けざまに攻めた記事だった。背後に、経済課が進める後発品使用促進策があると臭わせたからだ。官民対話で業界との協調路線を強調する武田課長にしてみれば、業界が嫌悪する薬剤費抑制策を経済課が謀っているという記事は、相当嫌なハズだった。

案の定、２本目を掲載した1月12日の夕方、業界団体の新年会で経済課の課長補佐が近付いてきた。

「昨日と今日の記事、玉田さんが書いたの？」

「そうですよ」

何食わぬ顔で答えると、

「ふ〜ん。あの話、まだ続くの？」

課長補佐は心配そうに尋ねた。

「さあ、それはどうですかねェ」

とぼけると、

「今度、武田課長のところに来てよ。話通しておくから」

ビンゴ！　狙い通りだった。満を持して、経済課に乗り込むのだった。

ところで、この時、話し掛けてきた課長補佐は近澤和彦氏。薬系技官だ。彼は課長補佐の後、薬剤管理官ポストに就き、調剤報酬改定では初めて薬局薬剤師にとって厳しい大ナタを振るうことになる。やはり、当時の薬系エースだった。ただし、このヒトは自他ともに認める「マスコミ嫌い」で堅物。経済課の課長補佐の前職は、医療課の課長補佐を務めていた。実はその時、彼とは〝ひと悶着〟あった。

遡ること4年前、近澤氏が保険局医療課の課長補佐だった03年頃、医療課の出入り口にこんな張り紙が突然、掲示された。

「関係者以外の方の入室をお断りします」

今では、ほとんどの課に張り出されている「注意書き」だが、当時の厚労省には出入りを制限する張り紙など、どこの課にもなかった。官僚はフリーで取材を受ける義務があると信じられていた時代だ。つまり医療課が厚労省では入室制限の〝先駆け〟となった。

しかしその時は突然の取材規制に感じた。診療報酬改定を担う医療課からすれば、それなりの資料が机の上にゴロゴロしている。けれど、張り紙を見て、しかも直前まで開放されていた扉が急に閉ざされた事態に、かなりムっとした。その感情がそのまま勢いで行動に出てしまった。ドアノブを威勢よくひねり、医療課内に入るとズンズンとまっすぐ突っ切り、目当ての薬剤管理官に近付こうとした。

その時だった。

「玉田さん、表の張り紙、見えませんでしたか。関係者以外は立ち入り禁止です」

近澤補佐が立ちはだかり、止めに入った。屈強の彼が遮ると、なかなかの迫力だ。しかし、すでに頭に血がのぼっていたので止まらない。すかさず言い放った。

「私は関係者。業界紙記者は関係者だ！」

さすがの近澤補佐も勢いに押されたようで、後ずさりした。すると、後ろからコトの成り行きを楽しそうに眺めていた川原章薬剤管理官が、

「近澤さん、このヒトは、そういうヒトだから。通してあげてください」

ひとこと発した。エッと驚いた表情で、上司である川原薬剤管理官に振り返った近澤補佐は、シブシブという感じで道を開けた。それから後は、当たり前のように張り紙など無視して、ズカズカと薬剤管理官に取材し続けた。そんな私を、背後から冷ややかに眺めていたのが近澤補佐だった。

その彼が巡り巡って、武田課長との仲介役を買ってくれたのだった。

昼下がり。近澤補佐からの橋渡しを受け、経済課に乗り込むと、まっすぐに課長席に向かった。座っていた武田課長に近付き、

「こんちは。ちょっとお時間いいですか」

紳士的に切り出した。「どうぞ、どうぞ」という感じで、テーブル席を勧めた武田課長は微笑んでいるものの眼の奥はキリリとこちらを見据えていた。

「いやあ、ウチの若いもんが、武田課長が全然、取材を受けてくれないというので」

単刀直入に切り出した。すると、

「御社はウラを取らずに書いているでしょう。これは、マスコミとしていかがなものかと思いまして。そういうところの取材はお受けできない」

してやったりの表情を浮かべる武田課長。

「どの記事が、ウラを取らずに書いていますか？」

尋ねると、04年度診療報酬改定を挙げた。公式発表では「プラスマイナスゼロ改定」とされていたのを、「医科はプラス0・45％改定」とすっぱ抜いた記事だった。概要はこうだ。

04年度改定の診療報酬の技術料が、公表数値とは異なることが複数の関係者の話でわかった。「プラスマ

イナスゼロ」とされている改定率は、実際には「0・45%増」のプラス改定だったのだ。公表数値と掛け離れているのは「四捨五入」による操作。小数点第1位を四捨五入することによって、見かけ上「0・0%」となることを利用しての発表だった。

（04年1月5日）

診療報酬の改定率は、医療費全体の点数配分の総枠を示す数値。この数値を操作していたと書いた記事は特ダネで、業界は大騒ぎになった。厚労省は火消しに追われた。

「04年改定では散々やられました。あのとき私は医療課の企画調査室長で改定幅を担当していた。けれど、私にはまったく取材に来なかった。にもかかわらず（プラスと）書いた」

武田課長は早口で捲くし立てた。04年の記事が取材拒否の原因とは考えてもいなかったので、虚を衝かれた格好だ。けれど、全力で当時のことを思い出し、すぐさま反論した。

「なるほど。確かにあの記事は、武田さんには取材していないですね。ただ、取材してもプラス改定だったなんて、口が裂けても言わなかったでしょう」

記事は「0・45%増」を裏付けるペーパーを入手していた。保険局医療課自身が作成し関係者に配布したものだ。それでも確かに、担当である武田課長に〝直当たり〟する必要はあったかもしれない。しかし直接取材をしなかったのは、当人が肯定などしないというのが明らかだったのと、先回りされ〝妨害〟されたくなかったからだ。医療課にとってあの記事は、ウラ取引をオモテに出す内容。ノコノコと取材にでも行ったら、記事が出る前に工作され、それこそ「飛ばし記事」扱いされてしまう。実際、報道後、医療課は中央社会保険医療協議会で記事の内容を完全否定した。

一方で、記事の〝ネタ元〟は長年付き合いのある関係者だった。それまでも、またその後も、私はガセネタを摑ませられたことなどなかった。さらに、改定情報を得られるポジションにいた。加えて、武田課長ではないヒトにもウラは取っていた。

一般紙と業界紙の記者の最大の違いは、取材相手との〝時間〟だ。業界紙記者はキーパーソンとは長く付き合う。そのヒトが有能で魅力的であれば、仮に引退しても付き合う。特定の人物を取材し続ける点が、一般紙記者とは若干異なる。濃密な信頼関係は長年の付き合いによって生まれる。

こうした業界紙記者の特性を武田課長にかいつまんで説明した後で、

「ネタによってはひとりからの情報でも書くことはあります」

逆襲した。武田課長はウッという感じで身を引いて、苦笑いした。ここが攻め時と踏んで、事前に用意していた決め台詞で一気に畳み掛けた。

「いいですか、武田さん。ウチは業界紙です。医薬にかかわる経済について書く。だから、医薬の経済を担当する経済課長が、たとえウチを嫌っていても、経済課長を取材しなければなりません。また逆に、仮にウチが経済課長を嫌っていたとしても、経済課長の話を書かなければならない」

ピシャリ言い切ると、武田課長は「なるほど、それはそうだ」と頷いた。

「近澤さんからは『そろそろ、取材を受けてもいいんじゃあないですか』と言われていましてね」

と続け、これからは取材に応じると歩み寄ってきた。

「僕は、マスコミ嫌いじゃあないんですよ」

そう付け加えたものの、最後は「まあ、頑張ってください」とやや皮肉なトーンをともなった挨拶で懇談を打ち切り、課長席へと戻っていった。

その後の武田氏との関係は是々非々だった。東スポ的な報道姿勢が根本的には嫌いという心情は、恐らく変わらなかっただろう。ただこの一件で武田氏には〝薬局嫌い〟〝分業嫌い〟にもうひとつ「玉田嫌い」が加わったようだ。手打ちを済ませた後、業界団体などの会合で顔を合わせると、互いに厭味を言い合い、牽制し合う〝仲〟になった。

ところが、そうこうした10年後、16年に武田氏は薬局や分業を所管する医薬・生活衛生局の局長に着任し、再び付き合うハメになった。仲の悪い業界紙記者とキャリア官僚との〝リターンマッチ〟だった。

第1章

2018年

最果てまで行き着いた分業バッシング

18年は医薬分業が
公式の場で何度も〝袋叩き〟に遭った。
今後、もし過去を振り返った時、
医薬分業にとってターニングポイントだったと、
改めて実感する年になるだろう。

日本医師会が再びバッシングを開始

日本の医薬分業は「政策誘導」によって進んだといっても過言ではない。

１９７４年、厚生省は院外処方（医薬分業）によって得られる医師の技術料「処方せん料」を、６点から50点へと大幅に引き上げ、分業推進へと誘導を開始した。92年には薬価算定方式を「Ｒゾーン方式」に替え、薬価差益縮小に乗り出した。同時に、たくさんの医薬品を処方する多剤投薬にペナルティを課して「薬漬け医療」からの脱却も図った。

処方せん料の増額と多剤投与ペナルティといった「診療報酬上の措置」、それと薬価算定方式変更による「薬価差縮小」の二方向から、病院や診療所の医師のビヘイビア（行動様式）を医薬分業へと導いたのだ。

医療機関に対して、病院内で調剤することによって得られる薬価差益というキャッシュを圧縮して、処方せんを街の薬局へ出す技術料を厚くしたのである。金銭的な優位差を医療機関に仕向けた政策誘導だ。言い方は悪いが「札束で医療機関の頬を叩くようなやり方」（関係者）だった。結果、院外処方は急加速で増大していった。調剤薬局にとっては、店舗を出せば儲かる〝分業バブル〟に突入した。その最盛期は92年から01年頃にかけてだった。

すると、薬剤師の職能団体である日本薬剤師会では、トップの椅子をめぐる政変が勃発。

その横で、ドラッグストア企業が集まる日本チェーンドラッグストア協会や調剤薬局チェーン経営者による日本保険薬局協会といった業界団体が相次いで新設。両組織は日薬への対抗心をむき出しにしていった。

業界団体の鞘当てが進むなか、皮肉なことに、分業の進展は08年頃からスローダウンしてしまった。にもかかわらず、すでに巨大化した分業市場に対して、日本医師会がバッシングを始めたのだ。契機は12年に会長に就任した横倉義武氏の第一声だった。

「分業が国民のためになったのか――」

薬局側にとって間の悪いことに、15年から17年にかけて不祥事が続発。薬歴未記載、無資格調剤、偽ハーボニー事件、付け替え不正請求と、事件、問題は相次ぎ、分業バッシングは炎上していった。

不祥事は眼を覆うモノばかりだった。薬歴未記載は調剤報酬の技術料「薬剤服用歴管理指導料」を、算定するための要件である薬歴を書きもせず不当に取得していた不正請求の事案だ。無資格調剤は、薬剤師以外の事務員などが調剤業務を行っていたというもの。偽ハーボニーは偽造高額医薬品を患者に手渡してしまった事件。付け替え不正請求は、チェーンの店舗間で処方せんを付け替え工作して、技術料の増額を謀った。どれも個人による事案というよりは、組織的関与の濃い点に問題があった。

そして、不祥事の直後に始まったのが〝逆〟政策誘導だ。分業を進めてきた厚生労働省の官僚たちは、薬局の〝粛清〟に乗り出したのだ。厚労省が打ち出した15年の「健康サポート薬局」や「患者のための薬局ビジョン」（第4章207頁）は、官僚が薬局、薬剤師、薬剤師会に突き付けた〝最後通牒〟と言える。列挙した課題をクリアできなければ薬局をふるい落とす、そんな行政側のメッセージが込められている。

調剤報酬に関しても14年度改定から粛清に手が付けられた。16年度改定では「かかりつけ薬剤師指導料」を、18年度改定では「地域支援体制加算」などを新設し、薬剤師にはプロフェッショナルとしての業務を要求した。16年度と18年度の改定では「外枠」という新たな手法を採り、医科、歯科から調剤を埒外に置いた「調剤ひとり負け」も敢行した。

こうして迎えた18年。「医薬品、医療機器等の品質、有効性及び安全性の確保等に関する法律」、いわゆる「薬機法」の改正議論のなかで、医薬分業が論点に躍り出てしまったのである。公の場で分業は一斉に叩かれた。

舞台は厚生科学審議会の制度部会

厚生労働省の審議会・検討会のなかでも、法律改正をテーマにした時に登場するのが厚生科学審議会。ちょっと格が上の審議会と言える。そこに新設となったのが、医薬品医療機器制度部会（制度部会）だった。

２０１３年改正の旧薬事法は、ＯＴＣ薬の販売ルールを再規定した改定だった。ＯＴＣ薬と医療用医薬品の間に「要指導医薬品」を新設する一方、安全面から3区分に分類した第1類から第3類までのＯＴＣ薬に関して、インターネット販売を解禁したのだ。この改正の「附則」に、5年後をめどに制度の見直しを指示し、これを受けるかたちで制度部会が設置されたのだった。つまり、本来はインターネット販売を中心にした医薬品販売の「その後」を議論する予定だった。ところが、直前の15年から17年にかけて続発した薬局不祥事が影響し、メインテーマは「医薬分業のあり方」に取って変わってしまった。17年からスタートした議論はアイドリングを終え、本格審議に入った。

18年４月11日。

新年度第1回目の会合は、省内の会議室での開催。傍聴席は満席だ。多くの関係者が息を詰めて見守るなか、分業批判の口火を切ったのは、やはり日本医師会（日医）の代表、中川俊男副会長だった。

「処方せん受取率が70％を超えて医薬分業が進展する一方で、患者が医薬分業の利益を実感できていないという指摘がある。医薬分業をして、院内処方と院外処方と、それぞれのメリット、デメリットが当初言われたものとかけ離れているのではないですか」
中川副会長は日医のなかでも強面の論客。診療報酬を議論する中央社会保険医療協議会でも、その舌鋒は鋭く、薬局、薬剤師、薬剤師会に立ちはだかってきた存在だ。ただ、急先鋒の立ち位置は、日医という組織のなかでの役割のようで、難クセつけている割には、どこか発言にはユーモアが漂う。それでいて政策通だ。クレバーな団体屋という表情を持つ。マイクを手にすると会議にどっと血が流れだし、一気に鼓動が高まる。そんな論客だった。

その中川副会長が制度部会で切り出した論点は、日医が主張する病院内と病院外の薬局とでは技術的な差がないにもかかわらず診療報酬上の評価（技術料）が開き過ぎている、という点だった。

「医薬分業はそろそろ限界に来ているのだと思います。弊害の方が目立ってきている」

薬歴未記載や付け替え不正請求を念頭に問題視したようだった。対して、厚労省医薬・生活衛生局（医薬局）の屋敷次郎総務課長が事実関係を説明した。しかし容赦なく、中川副会長は「それが精一杯のお答えですか」と突き放し、議論をコントロールする。

このタイミングで、日本薬剤師会（日薬）の乾英夫副会長が手を挙げた。

「今、中川先生から、医薬分業はもう限界というようなお言葉があったので、日本薬剤師会として、少しお話しさせていただきたい」

そう前置きして、乾副会長が説明した分業のメリットは、薬物療法における「安全確保と医療の質の向上」といった大前提だった。そのうえで、医療機関側にとっては備蓄医薬品に捉われず「患者に適した処方が可能」になる点。患者には「一元的、継続的に把握することで、安心して薬物療法が受けられる」という利点。さらに分業によって進んだ医薬品の「情報開示」や後発品使用促進による「医療費適正化」などを訴えた。

大阪府薬剤師会出身の乾副会長は、中学、高校、大学とバスケットボールで鳴らした元スポーツマン。司令塔「ガード」のポジションで、大学時代は実験室と体育館を往復する毎日だったという。日薬ではＯＴＣ薬などを担当し、副会長職3期目。直近の副会長選挙ではトップ当選し、会内では存在感を高めつつあった。ただ、中央での業界団体活動は浅く、論客の中川副会長とやり合うにはやや実戦不足。どちらかと言えば、ソフトな関西弁を操る「気のいい薬剤師」だ。

それでも、乾副会長はこう言い切って説明を終えた。

「決して限界というよりも、今後、もっと質を強化していきたいところです」

ところが、宿敵の日医とは別の人物から反論が飛び出した。患者・消費者代表の山口育子氏（ささえあい医療人権センターＣＯＭＬ理事長）だった。

「乾委員が仰ったことは、かかりつけ薬剤師、薬局の機能がうまくいった場合には効果があると思いますが、その一方で、機能を果たせていない薬局が多いことが問題であり、医薬分業はかなり、瀬戸際に来ているのではないかと感じています」

　患者代表の発言は重かった。山口理事長はさらに続けた。

「どちらかと言うと、オーナーの方針が優先されて、薬剤師としての役割を果たすというよりも、違うところ、利益とかを追従することで、付け替え（不正請求）問題も起こっているのではないでしょうか。安全ということに対しての意識、医療者としての意識も、医療機関の職員よりも薬局の薬剤師の方が、どうしても落ちてしまっているのではないかと思います」

　山口理事長の発言はこの後、年末まで続く制度部会の議論において、分業が厳しい指摘に晒される前触れのようだった。患者代表の見解に日医の中川副会長が〝乗った〟のは言うまでもない。

「山口委員のご意見は、極めて重要だと思います。われわれが心配していたのは、まさにそのコトですよ」

　乾副会長が再び反論した。

「できてない薬局、薬剤師については、日本薬剤師会としても今般、薬剤師行動規範をつくりまして、現状に合うものに薬剤師をしっかり進めていくということでやっています。今後、国民のために薬剤師、薬局がしっかりできる制度に持っていくことが大事だと考えますので、よろしくお願いします」

薬剤師行動規範は、日薬が薬剤師倫理規定を改組して18年1月に公表したものだ。薬剤師の任務や最善努力義務、法令等の遵守など、ある意味「当たり前」の行動規範を15項目にまとめた。「常に品位と信用を維持」することや、人種、ジェンダー、職業、地位、思想・信条及び宗教等によって「個人を差別せず」、職業的倫理と科学的根拠に基づき「公正に対応する」といった具体的な行動にまで踏み込んでいる。ただし、業務以外の場面でも薬剤師が「品位」や「信用」「公正」を保っているかどうかに、興味を寄せる関係者は多いのだが……。

それはともかく、この日の会合では分業以外の議題も用意されていた関係で、応酬はここまで。座長が意見交換を引き取り、次の議題へと進んだ。ただ分業は、第1ラウンドからすでにロープ際に追い詰められていた。

総攻撃を受ける医薬分業

医薬品の承認制度や流通問題に関しての2回の会合を挟み、18年7月5日行われた第4回目の制度部会は、テーマを「薬局・薬剤師のあり方」に絞っての審議となった。だが、出席委員のほとんどが、医薬分業を批判する展開に終始した。

「ある意味、薬剤師が医療にとって必要か否かということを、突き付けられているのです」

（特定非営利活動法人ネットワーク医療と人権・花井十伍理事）

「病院に勤めていると、正直いって、医薬分業のありがたみは感じません」

（国立成育医療研究センター・村島温子主任副センター長）

「前から医薬分業における違和感は、どこかでずっと感じていた」

（青山学院大学経営学部・三村優美子教授）

「こどものことに関して、医薬分業の成果というものを感じたことはないのです」

（知ろう小児医療守ろう子ども達の会・阿真京子代表理事）

こうした批判に対して、街の薬局で働く現場の薬剤師はピンと来ないかもしれない。なぜ、ここまで批判されるのか、いまひとつ実感は湧かないだろう。それもそのハズ。日々の業務のなかで患者から罵倒されるコトなど、滅多にない。その一方で、制度論を議論する関係者は、全国で起きている薬局不祥事がまず念頭にある。加えて彼らは普通に薬局を利用する。ただし、理想の薬局や薬剤師像を思い描いて来局する点が普通の患者とは異なる。平均的な当たり障りのない〝接客〟は逆に、プロフェッショナルとしての行為ではなく、技術料を集めているだけのように見えてしまう。ましてや、ぞんざいな対応をする薬剤師がひとりでもいれば、彼らは「それ見たことか」と公式な場での批判につながる。

私も何度も〝体験〟している。業界紙記者という立場から、薬局への視線はかなり厳しいことを差し引いても、薬局や薬剤師の現実を眼の当たりにしてきた。

ある薬局は昼間2時間近くも「休み時間」を取り、夕方6時には店を閉めていた。いつ行けば開いているのか、患者が気遣わなければならなかった。医薬品の説明文書を手渡すだけで、こちらの話などまったく聞かない薬剤師や、相談に応じてくれたと思ったら、要らないと言っているにもかかわらず、お薬手帳を押し付けてきた薬剤師もいた。

もちろん、すべての薬剤師がいい加減な仕事をしている訳ではない。多くの薬局や薬剤師を取材し、この薬局なら「かかりつけ」にしたいと思ったところはいくつもある。何人もの前向きで、前のめりな薬剤師にも出会った。しかし、悪貨は良貨を駆逐する。

各委員からのバッシングが続く制度部会。分業批判の主要キャストとなった患者団体COMLの山口理事長と日医の中川副会長が、日薬の乾副会長に襲いかかる。山口理事長が、

「確かに一生懸命やっている薬局があって、成果が出ているところがあるということは承知していますが、しかし、調剤だけやっている現状があって、多くの薬局、薬剤師の意識が変わらないことには、対策をたてても、本気で変わらないのではと危惧しています」

正論だった。

「私は今、薬局はかなり危機状態だと思っています。危機感を持って薬局、薬剤師が変わることのできるような対策を講じていくべきではないでしょうか」

そう踏み込まれると、日薬の乾副会長は、

「ご指摘のことは、本当にその通りだと、私も思っております」などと同調したうえで、

「今、変わらないと本当に薬剤師として、きちんと役割を果たしているかということが突き付けられているのだと思います。われわれも変わっていかなければならないし、しっかりやっていこうと考えております」

ある意味、乾副会長の人柄が出た、まじめな回答だった。しかし、厳しい指摘に対する答えとしては優し過ぎた。やり取りを聞いていた中川副会長が嚙み付いた。

「山口委員のご意見に対して『その通りでございます』と仰いましたけれども、山口委員は乾委員の意見に対して『そうではない』と仰っているのです。それが『その通り』というのは、どういうことですか」

「現状、できていない薬局がある、ということであれば、変えなければならないというのが、私の申した意見でございます。それがその通りだということです」

「……。わかりました」

中川副会長と乾副会長のやりとりは、嚙み合っていなかった。それは日薬という組織自体が、方針や哲学を練り上げていないことからくる限界のようでもあった。中川副会長はさらに責め立てた。

「例えば地域包括ケアシステムのなかで、多職種の一員として頑張らなければならないというのは、その通りだと思います。それを法律上に明確に記載しなければならない、法令上の下支えがあるべきだと仰る。地域包括ケアシステムを構築していくのに当たって、いちいち法令上で明確に規定しなければ、できないのですか」

制度部会では、薬剤師業務に関して薬機法に明文化することが提案されていた。その根本を質す指摘だった。乾副会長はマイクのスイッチを入れると、

「法律上に明確にする方が、やはり実効性があると考えた訳でございます」

日薬副会長としての生真面目さは伝わっても、組織としての考えは伝わらない。日薬が訴えなければならなかったのは、分業バッシングを経たなかで、自己批判を踏まえた自己改革を宣言することだった。残念ながら、3期目に入っていた山本信夫日薬会長の体制下で、バッシングに対する方策がなにも固まってはいない現状が露呈してしまった。分業バッシング議論の前半戦は、薬剤師会の劣勢で終わった。

日医が吠え、官僚は逃げ、日薬は皮肉る

10月18日、7回目の制度部会でも、日医の中川俊男副会長はフルスロットルで分業批判を続けた。のっけから、

「分業はこのままでは限界という、重たい意見をまったく無視した肩透かしの資料」

厚労省医薬局が作成した論点整理を真っ向から否定し、「全面的につくり直し」を命じたのだ。凍りつく医薬局幹部。森田朗座長が「すこし考えてもらうことにして」と助け舟を出すと、中川副会長がさらに、

「事務局はなにもないんですか」

追い打ちをかけた。

「それなら山口委員、どうぞ」などと座長を差し置いて、中川副会長は会議を取り仕切る。患者団体の山口理事長は「フクザツな気持ちで」と前置きして、薬局の情けない現状を並べ立てた。その後、再び中川副会長が医薬局のまとめた調剤業務の改正案に、

「法令上明らかにしないと、できないというのが問題」

グサリ刺した。

「調剤技術料に1・8兆円も使っているのに、次の診療報酬改定で新たな調剤技術料の項目

が眼に浮かぶ。だから問題」

本音が出た。薬剤師業務を法文化することで、新たな技術料を設定し、その点数がゆくゆくまた、薬局の儲けになる。そんなおカネの話だった。

ここでようやく、医薬局の安川孝志薬事企画官が回答した。しかしそれに対しても、

「安川企画官、あなたは私の質問に対する応えではない。一般論を言ったに過ぎない。真正面に応えていただけないのは非常に残念」

官僚答弁をバッサリ切り捨てた。さらに、

「1・8兆円をどう思うか。局長、言ってもらえますか」

今度は矛先を、医薬局の宮本真司局長に向けた。ところが、宮本局長はマイクを通しても聞き取りにくい声量で、

「ここは中医協（中央社会保険医療協議会）の議論ではないので、私の方から答えるのは差し控えさせてもらった方がよろしいかと思います」

などと回答するのが精一杯。

一方、こうした分業批判が会議中に吹き荒れるなか、日薬の乾英夫副会長は多職種連携の重要性を説き、

「医師と薬剤師の連携のもとで進めなければなりません」

と解説。そして、一拍間を置いて、

「私と中川副会長とでは、連携は取れていないかもしれませんが」

皮肉をひとこと。

会場はドッと沸いた。乾副会長が初めて〝見せ場〟をつくったシーンだった。

日医が吠え、今度は官僚は逃げず

11月8日の制度部会。前回、いいところがなかった厚労省官僚が逆襲した。この日も、日医の中川俊男副会長は分業バッシングを続ける。全国展開の調剤チェーンが不適正事案を繰り返す状況を指摘しながら、

「薬局自体を法令上明確にすることになるのか。明確化すると、何がどうなるのか」

またまた、改正法案そのものを疑問視した。すると、前回糾弾された安川薬事企画官に代わって磯部総一郎監視指導・麻薬対策課長が割って入った。

「私からお答えしてもよろしいでしょうか」

磯部課長は当時の薬系技官の〝エース〟。調剤報酬を取り仕切る保険局医療課の「薬剤管理官」を異例の2期4年務めた経歴を持つ。ほとんどの薬系技官が、2年の任期で疲労困憊す

る役職を、倍の期間担った豪傑だ。さらに、後発品（ジェネリック）促進に心血を注いだ〝ミスタージェネリック〟。医療関係者が反発した「医療費削減」策を「医療資源の有効活用」と言い換え、日医をも説き伏せた。でも風貌は、テレビドラマ『渡る世間は鬼ばかり』に登場する中華料理店「幸楽」のオヤジ、俳優・角野卓造にそっくりだ。

そんな磯部氏が薬剤管理官時代に「後発医薬品調剤体制加算」の点数をすっぱ抜いたコトがある。２０１０年度の調剤報酬改定の話だ。新たに組み直した技術料に、どれほどの点数が付けられるのか、薬局、ドラッグストア、製薬企業、医薬品卸と業界中が注目していた。報道直後、後発品メーカーや調剤チェーン企業の株価が急騰するほどのインパクトだった。記事はこんな感じだ。

厚生労働省は10年度の調剤報酬改定のなかの後発品使用促進策について方針を固めた。「後発品調剤体制加算」（４点）の要件を3段階の数量ベースに変更。後発品が30％を超える薬局は約5倍増の19点に、25％以上は12点、20％以上は5点に引き上げる方向だ。後発品使用に関して〝鈍足〟の薬局に、財源１５０億円というとびっきりの〝ニンジン〟をぶらさげる。（10年1月19日）

ところが、磯部氏は報道した点数を微妙に調整してきた。19点と書いた加算は17点に変え、

12点とした部分は13点に引き上げ、5点は6点にと3段階の後発医薬品調剤体制加算のそれぞれの点数を微妙に変えながら、それでもトータルのプラスマイナス点数は記事と同じになるという芸当をやってのけた。

記事は関係筋から厚労省の内部資料を入手していた。もし、具体的な数字を書かなければ報道通りの点数になっていたかもしれない。それでも報じたのは、後発医薬品調剤体制加算にどれだけの点数が上乗せされるか、関係者が固唾を呑んで待ち望んでいたからだ。注目度は高かった。そんな背景から、1月19日というかなり早いタイミングで記事を掲載した。

結果的には、微妙に点数を変えられたものの、大筋は報道通り。この時の磯部氏との攻防は〝痛み分け〟といったところだ。後日、「わざと点数をいじったのではないですか」と問い詰めると、あっさり認めた。業界紙記者にとって手強い技官だけに、勝負のしがいのある役人でもあった。

話を制度部会に戻す。そんな磯部課長は、担当である安川企画官に代わって中川副会長の詰問に対して答弁した。

「本来、薬剤師の意識で当然やっていくものだと僕は思います。それがなかなか、改革がうまくいかないなかで、この部会で議論となっているのだと思います。そうであれば、『法令上書くのは意味があるのでは』という意見もあって、法令上書いたのであります」

現状認識を示しながら、法令化によって現在実施している都道府県による監視指導を「より一層進めて行く意味でいい」と強調したのだった。

しかし中川副会長は、現時点での自治体指導に関して「効果が表れているんですか」と鋭く突っ込み返した。すると磯部課長は「表れている部分と表れていない部分があると思います。それはこの部会でも……」と続けた瞬間、「いや、いいです」と中川副会長が遮った。

その後、説明に何度も横槍を入れる中川副会長に対して、その都度、磯部課長は答弁し直した。県を跨る調剤チェーンのガバナンスの問題を強調し「しっかり仕組みを考えないと対応できない」と法改正の正当性を訴えた。

それでも中川副会長は、発生した不適正事案に対して迫った。

「あなたの指導が行き届かなかった。もし、薬機法で明確化すれば（不適正事案は）起こらないとお考えですね」

「起きにくくなると思います。効果は一定程度上がるものと期待しています」

磯部課長がキッパリと反論したところで、形勢はやや逆転。それでもなお、中川副会長は論戦を止めない。

「法令上明確にしないと指導は頻繁に行われないのですか」

「あなたは都道府県にお願いしてきたんでしょ。法令上明確でないと、あなたの言うことをちゃんと聞いてくれなかったというのですか」

巻き舌に拍車がかかる。対して磯部課長は、

「これは申し上げますが、基本的には行政は法令に基づく業務が主ですから」

正論で対抗した。すると、中川副会長は得意のフレーズで決めにかかった。

「真正面から答えて下さい」

「真正面からお答えしています」

磯部課長が言い返したところで、勝負あった。改正法議論は薬系技官の逆襲によって、クライマックスに近付いていた。

日医が正論、日薬は感謝!?

11月22日、この日の会合で議論は難所を越え、大団円へと向かった。分業のあり方について、最後まで意見していた日医の中川副会長だったが、とうとう最後に折れた。

「言うのはもう4、5回目だと思いますが、法律に書き込む内容ではないように、本当に思います」と、薬剤師が患者の「服用期間を通じて必要な服薬状況を把握する」と規定した改

正法案に、中川副会長はやや溜息交じりに語った。

「たとえば、医師法に『医師は患者の経過を診なければいけない』と書くのと同じ」

言い添えて、

「書かなきゃあできないというのは、薬剤師にとって、侮辱じゃあないですか」

逆説的に訴えた。ただ、すべてを話し切り、役割は終えたと自覚したのか、

「ここまできたら認めますが、次期診療報酬改定で、やるべきことをやって誉められるような評価は絶対にないよう、保険局に伝えてください」

調剤報酬点数の引き上げにならない点を念押しして、議論の幕を下ろした。ところが、日薬の乾副会長が、

「中川委員、どうもありがとうございます。薬剤師の思いを言っていただいて」

などと感謝したものだから、また傍聴席から笑いが漏れた。

そして、12月25日、最終報告書が公表された。

分業に絡む法改正案は4点。①服用期間を通じた継続的な薬学的管理と患者支援の法令化。またその記録義務付け、②患者が自身に適した薬局を主体的に選択するための方策として、特定機能を持つ薬局の法令上の明確化、③責任役員の設置と、その変更命令を可能にするガ

バナンスの強化、④テレビ電話などのオンラインによる遠隔服薬指導の導入、だった。

さらに報告書では、部会での分業批判を受け、「薬剤師が本来の役割を果たし地域の患者を支援するための医薬分業の今後のあり方について」とタイトル付けした、別立ての報告も盛り込んだ。異例の取りまとめだった。報告書のなかに、もうひとつの報告書があるようなものだ。厚労省は「今後の関連制度に係る検討に資するよう」と付記し、議論の過程をまとめた、と表向きには説明したが、厚労官僚が言いたかったのは次の記述だろう。

「現在の医薬分業は、政策誘導をした結果の形式的な分業であって多くの薬剤師・薬局において本来の機能を果たせていない」

「単純に薬剤の調製などの対物中心の業務を行うだけで業が成り立っている」

「多くの薬剤師・薬局が、患者や他の職種からメリットや意義を理解されていない、という危機感がない」

10回に及ぶ会合での分業批判を総括したうえで、「このことは関係者により重く受け止められるべき」とストレートに記述した。薬剤師に対する官僚の通告だった。

第2章

1974年～2002年

政策誘導からバブル、そしてクーデター

1974年の「分業元年」から始まった、この国の医薬分業。
その後、90年代後半から2000年代前半にかけて
急成長を続け、分業バブルを生み出した。
その傍らで、日本薬剤師会ではクーデターが発生、
分業の重要なプレーヤーである職能団体は揺れた。

分業元年からRゾーン方式スタートまで

医薬分業の重要なキーワードは「政策誘導」だ。繰り返しになるが、この国の分業は、薬剤師が医師から医薬品を奪い取ったものではない。患者が進んで薬剤師を選んだ訳でもない。行政が医療機関に対して、院外処方せんの発行を促す政策をあれこれと実施し、処方せんを街の薬局へと導いたのだ。

63頁のグラフは、「処方せん枚数」を棒グラフに、「枚数の対前年伸び率」を折れ線グラフにまとめたもの。処方せん枚数は、キレイに右肩上がりを続けているものの、今、伸び率はピークをとうに過ぎているのがわかる。

処方せんが激増したのは、対前年比二ケタ増の伸長を続けていた１９９１年から２００１年までの約10年間。いわゆる〝分業バブル〟全盛期だ。94年と98年に急拡大のふたつの大きなヤマがあるが、この時期に、処方せん発行へのドライブがグンとかかった。要因は、いくつかの政策誘導策が奏功した結果だ。

まず、政策誘導のスタートは１９７４年。「分業元年」と呼ばれるこの年、医師の技術料のなかの「処方せん料」にドンと点数を盛った。処方せんを患者に渡し、患者が病院・診療所の〝外部〟に位置する薬局で調剤をうける院外処方の点数「処方せん料」を、それまでの

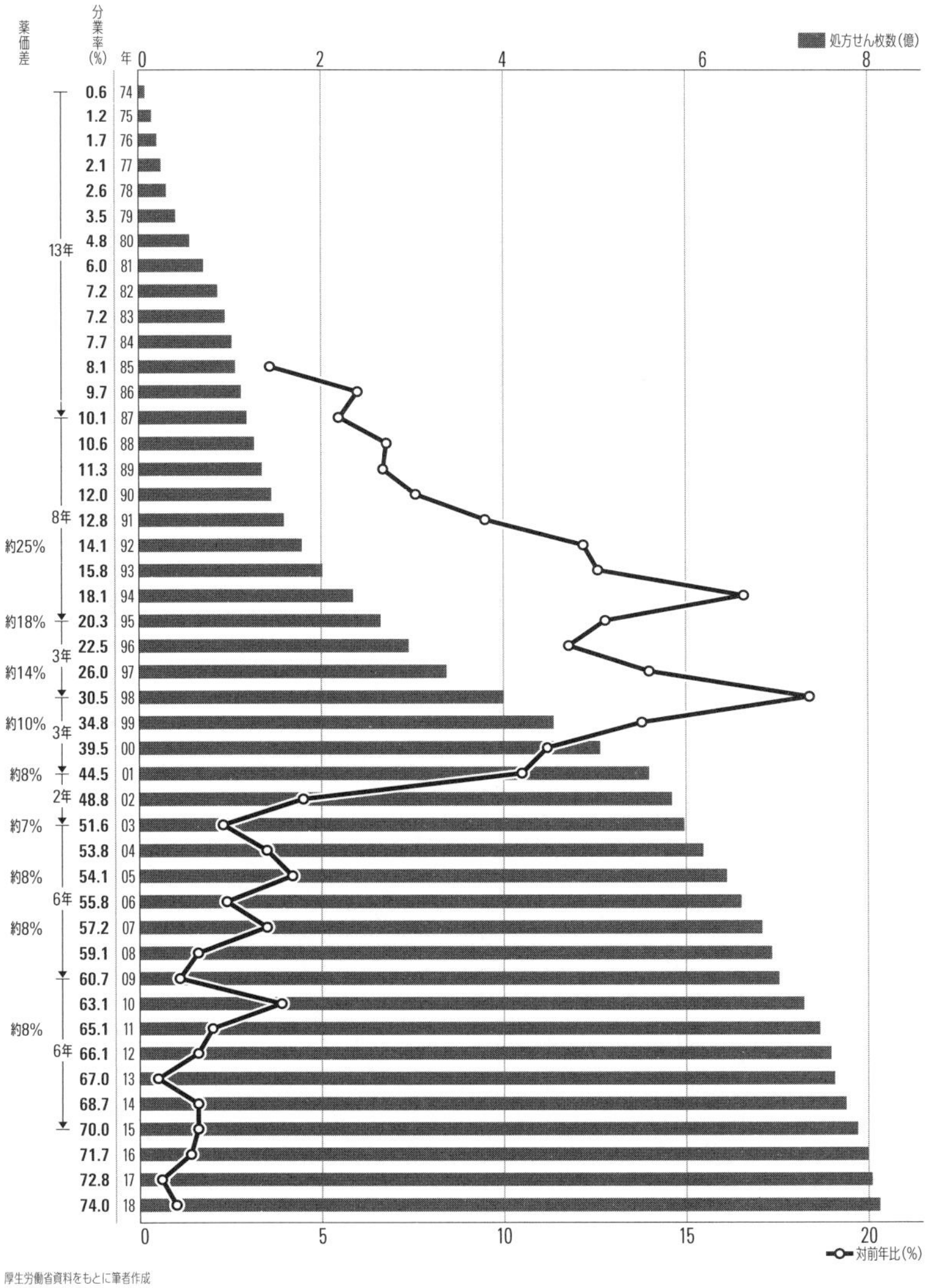

厚生労働省資料をもとに筆者作成

6点から2月に10点、10月には50点へと大幅に引き上げた。医師のビヘイビアを、院内処方（非分業）から院外処方（分業）へと誘導したのだ。

74年は、原油価格の高騰を引き金に〝石油ショック〟といった経済混乱を招いていた時期。こうした時代背景のなかで、2度にわたる診療報酬改定を行い、厚生省は分業推進へと舵を切った。

しかし、分業率が二ケタの10％台に到達するには13年もの月日を費やしてしまう。20％台にはさらに8年かかった。分業優遇の診療報酬に点数設定したとはいえ、それだけでは院外処方が急増するコトはなかった。

転機は92年に訪れた。医療用医薬品の公定価格を市場の実勢価格に合わせる「薬価算定方式」を、バルクライン方式からRゾーン方式に変更した年だ。バルクライン方式とは、医薬品の個別銘柄を購入価格の安いものから順に並べていき、総購入数量の81％とか90％とかに達したところの価格を薬価として設定するというもの。過大な薬価差を生み出してしまうという欠陥があった。対して、Rゾーンとは「リーズナブルゾーン」の略で、合理的な幅、妥当な幅という意味。医療機関が実際に購入している医薬品実勢価格に、妥当な経費としてのR幅をのせて薬価を決める仕組みだ。

要は、行政がRゾーンを調整することで、薬価差を意図的に減らすことができる。バルクライン方式より断然、コントロールが利く。厚生省は、病院、診療所が院外処方に切り替えないのは、薬価差という利益を手放したくないという医療機関側の思惑と踏んで、薬価差を圧縮する策を講じたのだ。Rゾーンは15％から始め、94年は13％、96年11％、97年10％、98年には5％にまで縮めた。この結果、92年に約30％ちかくあった薬価差は、99年には半分の約13％に縮小し、01年には7％にまで圧縮した。分業市場の急成長の時期と、薬価差の縮小の時期は見事にシンクロしている。政策誘導の証しだ。

分業率が20％台から30％台に到達するのはわずか3年に短縮。10％台にまでかかった13年、20％台には8年もかかった期間は一気に縮まった。40％台へも3年、50％台にはさらに短縮し2年で達した。たった8年間で分業率は30ポイントも上昇したのである。

医療保険制度は社会主義

日本の医療保険制度は、いわば社会主義の世界だ。ほとんどの診療行為や医薬品等々に公定価格をつけ、統制している。診療報酬として、医師や薬剤師の技術料を点数（1点10円）で細分化して定め、医薬品も薬価という公定価格をつけている。ただ、ほぼ唯一、市場主義が持ち込まれているのが医薬品。多くを仕入れるところには、ボリュームディスカウントが認められている。いわゆる「値引き」だ。また、多くを仕入れなくても、その医療機関、医師に〝影響力〟があれば、価格への差配は生まれる。影響力とは、地位や名声。値引きによって、公定価格と実際に購入する価格との間に差額が生じ、薬価差が拡大する。

当然、薬価差が大きければ、その医薬品を使えば使うほど、利益は膨らむ。薬価差によって利益が発生し「薬価差益」となる。ソコに濁った意思が入り込む余地が生まれる。社会主義の世界では、この濁った意思を排除するために、実際に売買されている価格に公定価格を近付け、薬価差益を減らす薬価改定を実施してきた。

一方、薬価引き下げによって得た財源は、医師や薬剤師などの技術料アップに充てられた。唯一の市場主義の部分が、全体の社会主義を支えるという、なんとも皮肉な制度だ。もっとも、医薬品を製造販売する製薬企業からすれば、歪な仕組みに映る。

92年は薬価算定方式の変更に加え、多剤投与への抑制策も実施した。10種類以上の医薬品を処方した場合に、医師の技術料を減額するというものだった。薬価差のある医薬品を数多く使って、差益で儲けていた医療機関の手足を縛る戦略だ。「薬漬け医療」が問題視されていた時代背景も後押しして、多剤投与の減額算定は、その後厳しさを増していく。

96年には8種類以上の処方に対して実施し、２０００年には7種類にまで要件を厳しくした。要は、医薬品というモノの価格と数量にシバリ（規制）をかけ、分業へと政策誘導していったのである。

同時に、分業元年で手掛けた医師の技術料にも手を加えていった。分業点数「処方せん料」と非分業点数「処方料」との格差を拡大させていったのだ。94年には、処方せん料を76点に引き上げ、処方料26点との格差を、最大50点にまで拡大させた。処方せんを１枚書くのと、病院内で医薬品を患者に手渡すのとで５００円もの価格差をつくり出したのだった。

国立病院モデル事業

やや毛色の異なる分業推進策が、89年実施の「国立37病院の処方せん発行モデル事業」だった。厚生省は89年３月16日、省内の講堂で開催した全国国立病院長会議で「院外処方の発行促進」を発表した。37病院をモデル病院に指定し、３ヵ年計画で目標処方せん発行比率（分業率）30％を課したのである。

89年当時の分業率は11・３％。厚生省は自らが管轄する国立病院に対して、厳しい目標数値を指示した格好だ。しかし、４年後の93年になっても、モデル37病院の分業率は16・６％に止まった。厚生省が薬価差縮小策を講じる直前の段階で、時代の空気感からも時期尚早だったようだ。事業は掛け声に終わり、目標達成には及ばなかった。

しかし、厚生省はリベンジする。

94年から97年にかけて、今度は国立38病院をモデル病院に指定し「完全分業」を要請。当時想定していた完全分業率は70％。38病院における94年時点での分業率は30％程度だった。にもかかわらず、98年には82・９％に到達し、完全分業を成し遂げた。

成功の要因は、最初のモデル37病院が失敗した後、指定を受けていなかった国立津病院が独自に１００％分業に踏み切り、さほどの混乱もなく完全分業を達成したという成功体験があったようだ。津病院は地元薬剤師会と周到に準備して、一気にすべての処方せんを院外に出した。それでも、ほとんど問題はなく、処方せんは薬局に渡り、薬剤師が調剤した。処方せんの発行気運といった時代背景も後押しした。医師の処方せん料や多剤投与の減額算定といった診療報酬面と、薬価算定方式の変更による薬価差益の激減という側面から「機は熟し、やればできる」という雰囲気のなかで再度、国立病院に対して分業の先導を指令した結果だった。

国立病院は、地域において基幹病院というリーダー的な存在だ。地域住民や地元医師に与える影響は大きい。こうした背景もあって、国立病院モデル事業は医薬分業というシステムを全国各地に根付かせるキッカケをつくったと言える。地域のリーダーである国立病院のやることを他の大勢が見ていた、というコトだった。

〝ブンキチ〟の存在

90年代には、厚生省内の薬系技官が分業推進に奔走する姿がアッチコッチで見られた。どこに顔を出しても「分業、ぶんぎょう、ブンギョウ」などと唱える薬系技官が増殖していたのである。「朝から晩まで分業のことばかり考え、休日もいとわず、分業のために走り回る」彼らを省内では〝ブンキチ〟と呼ぶようになった。

そして、〝ブンキチ〟は活躍した。

そのひとり、薬務局企画課の池谷壮一課長補佐が手掛けたのが、93年作成の「薬局業務運営ガイドライン」。斬新な内容で、急拡大する分業に対応するための薬局側への指針だった。

薬局には、医療機関からの「経済的、機能的、構造的な独立」を求め、名称は「○○薬局」と薬局を付した屋号を指定した。「患者のプライバシーに配慮」し「公道に面していること」などの構造設備も課した。「処方せん40枚に薬剤師一人」という員数規定を示したのもこのガイドラインからだった。昨今、問題視されている「名札着用」も、すでに「薬剤師は、白衣、ネームプレートを着用」と明記していた。「特定の医療機関からの処方せん応需にのみ対応」している開局時間には「早急の改善」を迫り、休日夜間の対応も、この時期にすでに求めていた。ＯＴＣ薬の供給も当然のことながら指示した。

後に年金局長まで上り詰める矢野朝水企画課長は、ガイドラインの狙いを、

「言ってみれば薬局の哲学を明確にしたもの」などと解説していた。

「患者のためにならない医薬分業なら、いずれ必ず国民の反発を招くし、やらないほうがマシとさえ言えるのではあるまいか」

まるで現在の分業バッシングを予想していたかのような警鐘を、すでに25年以上も前に鳴らしていたのである。

日薬の先鋭幹部が仕掛けた〝悪魔広告〟

警鐘を鳴らすという意味では、1976年の新聞広告「薬剤師は悪魔の手先か!?」(71頁)が秀逸だ。

日本薬剤師会と日本薬剤師連盟の先鋭幹部が作成し、読売新聞に全面掲載したものだ。通称〝悪魔広告〟。薬剤師に対して「悪魔に魂を売り渡し、惰眠を貪っていてはならない」と警告して、「無気力な薬剤師集団は、人間社会から抹殺されてしまうだろう」などと強烈なメッセージを発した。さらに、

「ぼやぼやして分業ができるか」

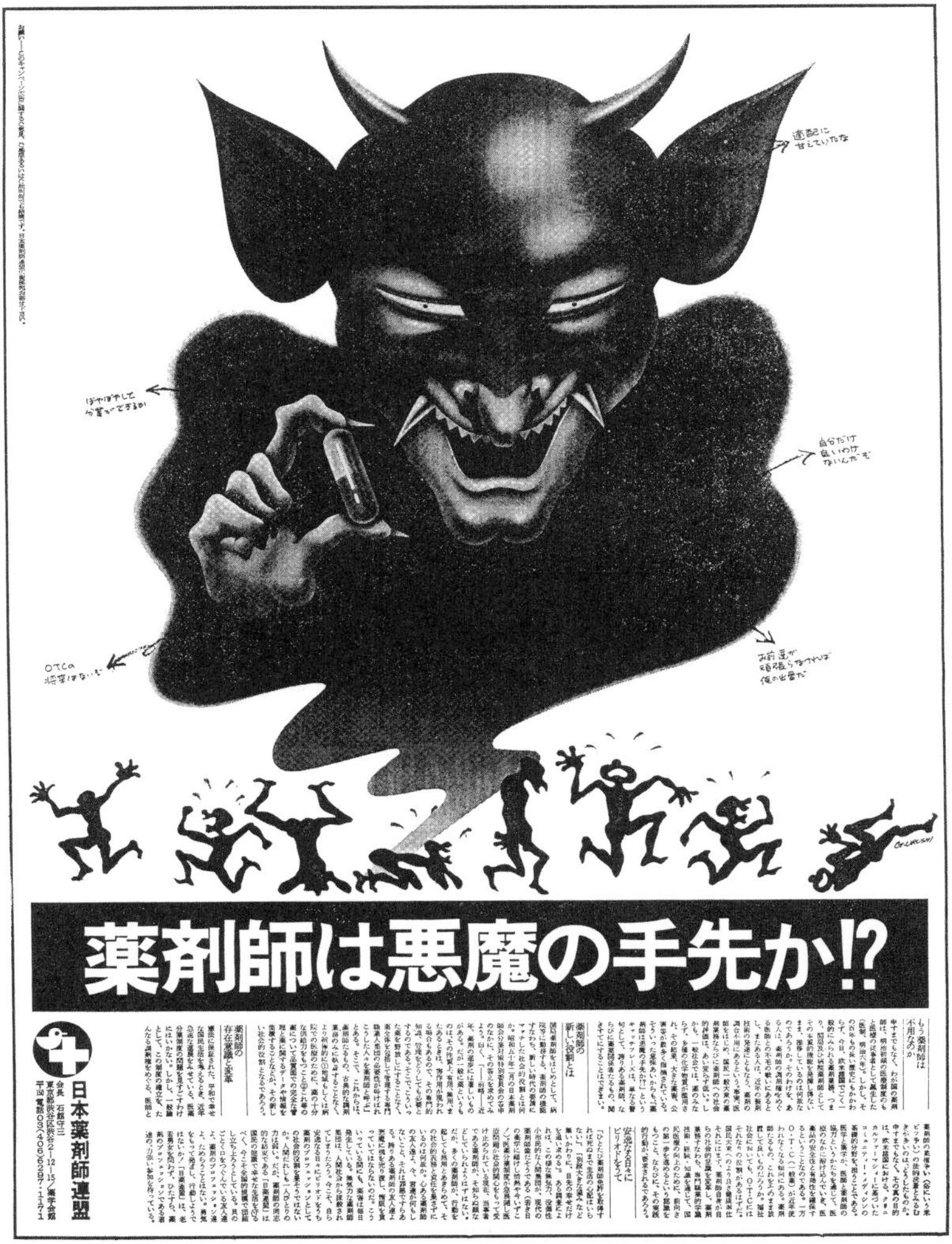

読売新聞1976年8月27日付朝刊

「ＯＴＣの将来はないぞ」

「自分だけ良いわけないいんだぞ」

「お前達が頑張らなければ俺の出番だ」

などと悪魔の囁き。

「今こそ、自ら安逸なる日々にピリオドをうち薬剤のプロフェッションとしての社会的役割を果そうではないか」と新聞紙面から呼び掛けた。

今、見ても刺激的だ。こうしたプロパガンダを40年以上も前に、一般紙の全面広告に掲載した訳だ。当時のセンセーショナルぶりは容易に想像できる。ところが、肝心の日薬会員は猛反発したという。薬剤師への叱咤激励は、痛烈な身内批判と受け取ったようだ。「もっとも触れられたくない部分を、赤裸々に公にされてしまった」というのが、当時の薬剤師の本音だった。けれど振り返れば、悪魔の囁きをまったく無視して、現在に至っていることがわかる。このまま惰眠を貪って、社会から抹殺されてしまうのだろうか、薬剤師は……。

日薬VS日医、非分業点数引き上げ闘争

先鋭幹部の存在という文脈では、日本薬剤師会が日本医師会とがっぷり四つに組んだ〝ケ

ンカ〟があった。

97年、消費税引き上げに伴う臨時診療報酬改定での事件だ。日医は医薬分業の技術料点数「処方せん料」を据え置き、病院内の非分業点数「処方料」の10点アップを画策していた。前年96年までの点数は、処方せん料が76点で、処方料が26点。分業実施の有無で50点の格差を設定していた。もし日医の思惑通りに進めば、処方せん料を据え置き、処方料を36点に増加させ、格差は一気に40点にまで縮まる。日薬は分業の進展に影響が及ぶと警戒し、執行部内に緊張が走った。

97年2月18日の中央社会保険医療協議会（中医協）では、診療側委員だった佐谷圭一日薬常務理事が日医の方針に猛然と反発。中医協で医療側同士が真っ向からぶつかり合う展開となった。互いに一歩も譲る気配を見せないなかで、中医協会長が別室での話し合いを指示した。そんな事態にまで発展していた。

2年に一度の診療報酬改定について議論する厚生省の中医協は、日医や日薬、日本歯科医師会の代表からなる「診療側」と、健康保険組合連合会などの「支払側」、学識経験者による「公益側」の三者で構成される。医療従事者の技術料である点数の上げ下げを決める、いわば〝労使間交渉〟のような場だ。毎回、技術料（賃金）を上げたい診療側（労働者側）に対して、人件費を抑えたい支払側（経営側）の激しい攻防が繰り広げられる。さらに、診療側同士による、割り当てられた財源の分捕り合戦の「場」でもある。97年は、まさに診療側同士が殴り合った。

中医協という会議の〝平場〟で結論に至らなかった日医と日薬は、別室に場所を移して交渉したものの、日医の糸氏英吉副会長らは処方料10点増を頑なに主張。佐谷常務も日医代表の三人を相手に引かなかった。結局、別室での話し合いも不調に終わり、審議未了で中医協は閉会。各会の持ち帰りになってしまった。

日薬に戻った佐谷常務は吉矢佑会長から、改めて「10点引き上げ阻止」の指令を受けた。日薬は断固戦う姿勢を確認したのである。

その直後、日医から「検討再開」を求める要請が入った。佐谷常務に加え、秋葉保次常務と渡辺徹専務の3人が、東京駒込の日本医師会館へと乗り込んだ。さながら〝果し合い〟の様相だったという。

応接室に通された3人は、日医幹部からぐるりと取り囲まれた。

「ヒトの懐に手を突っ込むつもりかっ」

ある程度、紳士的な言葉遣いだった中医協での議論とは１８０度変わり、日医の面々は強い口調で迫った。処方料という医科の点数に介入する日薬を締め上げたのだ。ケンカ腰の怒号だった。それでも首を縦に振らない日薬の3人。さらに苛立つ日医幹部。室内に充満する怒気。そんな展開で、ただ時間だけが過ぎていった。

この時、佐谷常務は冷静に腹を括っていたそうだ。このまま日薬が合意しなければ、97年度の診療報酬改定は〝流れる〟コトになる。つまり、すべての点数の引き上げは見送られる。改定未実施だ。日薬にとっても手痛い事態だったが、当時、右肩上がりを続けていた分業事情からすれば、医師会ほどのダメージはない。薬局経営を左右するまでには至らないと踏んでいたのだ。調剤報酬全体の点数引き上げが見送られても、分業推進にマイナス影響を与える処方料の大幅引き上げを食い止める。その一点で、腹を据えていた。

かたや中医協では、保険者代表だった健康保険組合連合会（健保連）の下村健副会長が、ウラで日薬側に付いていた。下村副会長と佐谷常務は内通していたのだった。いざという時は、健保連は日薬に加勢する。そんな言質を得ていたという。こうした密約を胸に、佐谷常務は「交渉が決裂しても構わない」と腹を決めていたのだった。つまり神経戦では、すでに日薬が優位に立っていた。

点数引き上げをゴリ押しする日医幹部を尻目に、とうとう佐谷常務は立ち上がり、退席しようとした。その時だった。

「ちょっと、待て」

幹部のひとりが別室に消えていった。隣室で待機していた坪井栄孝日医会長と相談しているようだった。

「8点でどうだ」

処方料と処方せん料の格差を10点に広げる当初の要望から、2点縮める提案だった。それでも首を縦に振らない日薬側に、さらに怒号が飛ぶ。様子を観察していた幹部がまた、隣室へと向かう。すると、

「7点で、どうだ」

さらに格差を縮めてきた。「まだだ」心のなかで呟いた佐谷常務は、日医の譲歩に乗らない。室内の怒気はさらに色濃く充満する。詰め寄る日医幹部の面々。それでも頷かない日薬の3人。緊迫した空気を見て取り、日医幹部は隣室へと消える。その度に、6点、5点と格差は縮まっていった。

そして、とうとう出てきた数字が、

「3点だ」

これ以上は1点たりとも引かない、そんな日医側の態度を察した日薬側は、格差3点なら「分業に大きな影響は出ないだろう」と踏んで合意した。

「それで行きましょう」

医師会と薬剤師会の戦いは終わった。処方せん料は3点増の79点に、処方料は6点増の32

点の引き上げ、点数格差３点で決着した。当初は処方料だけに10点を盛る、格差10点を突き付けられたなかで、３点の格差にまで圧縮した交渉劇だった。日薬は日医との神経戦をしたたかに見切って、戦いを制したのである。

薬剤師不在問題 ＮＨＫスクープを利用した厚生省
最後に果実を手に入れたのはドラッグストア

「ドラッグストアの５店に１店は薬剤師が不在」

98年10月28日、ＮＨＫは夕方のニュースから断続的に「ドラッグストアには薬剤師がいない」と報じた。「薬剤師の名義貸しが問題化している」とスクープしたのだ。

唐突だった。

少なくとも関係者はそう感じた。しかしこの報道が、その後、業界を席巻することになる「薬剤師不在問題」の始まりだった。ＮＨＫはドラッグストアが秘密裡につくっていた薬剤師不在時の「裏マニュアル」を入手し、放送の半年以上前から取材を進めて報道に踏み切った。その傍らで、厚生省はＮＨＫの動きを事前に掴んでいた。ＮＨＫの報道からわずか２日後、10月30日という早いタイミングで首都圏１都５県の自治体に対して、ドラッグストアチエーンなどへの「薬剤師勤務状況一斉立入検査」を指示。その数、７７０軒に上った。さらに1ヵ月後の11月30日には、立入検査結果を公表した。

「チェーン展開する一般販売業、薬店では立ち入り時に薬剤師が勤務していなかったのは全体の30%」

手際が良過ぎた。ところが、厚生省の発表を受けてＮＨＫは、

「マツモトキヨシや薬のヒグチ、ハックキミサワなどのドラッグストアでは、薬剤師不在は30%」という実名報道に踏み切ったのだった。

厚生省は〝公式発表資料〟には企業名を掲載していなかった。にもかかわらず、大手ドラッグストアを名指ししての報道だ。ただし〝内部資料〟(79頁)では不在率の高いワースト順に企業名が並べられていた。そこにはマツモトキヨシや薬のヒグチのほか、ダイエーやイトーヨーカ堂、マルエツといった大手スーパーがずらりランク入りしていたのである。むしろ、ドラッグストアよりも大手スーパーのほうが不在率は高かった。つまり、ドラッグストアを狙い撃ちした報道だった。どうにも一連のＮＨＫの報道はキナ臭かった。

ここで、98年という時代を振り返る。

ちょうど1年前の97年8月、ＯＴＣ薬としては久々の大型スイッチＯＴＣ薬が発売されていた。医師の処方を必要とする医療用医薬品から、街の薬局・ドラッグストアで自由に販売

内部資料

首都圏において一般販売業を中心にチェーン展開を行っている施設における薬剤師の勤務実態に関する立入検査結果について

平成１０年１１月１０日
監　視　指　導　課

平成１０年１０月３０日に関係地方自治体により実施した、標記の立入検査結果の概要は、以下のとおりであった。

○検査結果
１．全体集計
対象業態：対象地域においてチェーン展開を行っている薬局・一般販売業の店舗
対象地域：東京都、神奈川県、埼玉県、千葉県、茨城県、群馬県
対象施設数：７７０施設（薬局４４施設（調剤薬局２５施設）、一般販売業７２６施設）
内訳：

	立入時に勤務していた	立入時に勤務してない
薬剤師の勤務状況 （管理薬剤師又は勤務薬剤師）	５３８ （６９．９％）	２３２ （３０．１％）

薬局において、立入時に薬剤師が勤務していない施設が４施設あるが、調剤業務は行っていない事実が確認された。

主なチェーン（調査数１０施設以上）別の立入時に薬剤師が勤務していなかった割合：
①ハイマート　７６．９％（１０／１３）
②ダイエー　４９．２％（３２／６５）
③寺島薬局　４８．８％（２０／４１）
④富士薬品（ドラッグセイムス）　４７．１％（　８／１７）
⑤千葉薬品（ヤックスドラッグ）　４５．５％（　５／１１）
⑥イトーヨーカ堂　３２．８％（２１／６４）
⑦薬のヒグチ　２６．３％（２５／９４）
⑧マツモトキヨシ　２０．２％（５０／２４７）
⑨カワチ薬品　１６．７％（　２／１２）
⑩マルエツ　１３．０％（　３／２３）
⑪ウェルパーク　１２．５％（　３／２４）
⑫ハックキミサワ　９．１％（　３／３３）

ドラッグ太陽　１１．９％（　１／９　）

できるＯＴＣ薬に転用されたスイッチＯＴＣ薬は、薬局やドラッグストアにとって、これまで市場になかった成分だ。「ガスター10」（旧・山之内製薬、現・第一三共ヘルスケア）などのＨ２ブロッカーＯＴＣ胃薬は期待の大型新製品だった。ファモチジン、ラニチジン、シメチジンの3成分に10メーカー13ブランドがひしめいた。競争は激化し、各社、シェア争いに突入。テレビＣＭはがんがん放送されていたのだった。

同じ年の97年9月には健康保険法が改正され、老人医療費の一部負担金が引き上げられていた。高齢者が支払う医療費が増額していたのだ。街の診療所やクリニックからは一時、高齢者が消えた。文字通り、クリニックに閑古鳥が鳴いていた。医師たちはこの状況に苦虫を噛み潰した。

そこへ、テレビから賑やかなコマーシャルが流れてきたのだ。医療用医薬品と同じ名前のスイッチＯＴＣ薬が、派手に連呼されるＣＭを眼にして、「患者が減ったのはこのクスリのせいだっ」とばかりに医師たちは猛反発。さらに、日本医師会を通じて厚生省を突き上げた。ガスター10を「医療用に戻せ」とスイッチバックまで迫ったのである。

さらに同時期に、市民団体「薬害オンブズパースン会議」がＨ２ブロッカーの販売状況を調査し、「5割以上のドラッグストアで情報提供をしていない」というセンセーショナルな内容を公表した。

つまり時代背景は、切れ味鋭いスイッチＯＴＣ薬の販売方法を巡って、問題が噴出していたのだった。こうした状況を受け98年秋、厚生省は中央薬事審議会（中薬審）・一般用医薬品特別部会にＨ２ブロッカー問題を提示し、集中審議に入っていた。この局面で、「ドラッグストアには薬剤師がいない」という報道がポッと出てきたのである。

厚生省担当官はドラッグストアチェーンへの一斉検査について、「中薬審で市民団体の調査結果が問題になった。97年4月の薬事法改正では、薬剤師に情報提供の努力義務が課せられた。それとＮＨＫの報道。この３点から実施した」と説明した。しかし、担当官の心のうちを代弁すれば「薬剤師不在問題はＨ２ブロッカーを問題視する医師会の立腹を収めるため、市民団体とＮＨＫを利用してドラッグストアを悪玉に仕立て上げて叩くことで、医師会の溜飲を下げた」といったところだろう。

実際、薬剤師不在が表面化したわずか２ヵ月後、厚生省医薬安全局は局長通知で、薬剤師の常駐化を打ち出した。さらに３回の中薬審審議によって、メーカーへのテレビ宣伝自粛も指導した。医師会代表が参加した中薬審・一般用医薬品特別部会でドラッグストアを叩き、「ガス抜き」に成功したのだった。同時に、この頃にはクリニックにも高齢患者が戻り、医師の猛反発も収まっていた。

ここまでは完全に厚生省のシナリオ通りだった。ところが、ドラッグストア叩きに危機感を募らせた当事者は一致団結し、翌年99年6月に日本チェーンドラッグストア協会（ドラッグストア協会）を設立。もちろん、薬剤師不在問題をメインテーマに据え、行政との対決姿勢を高らかに掲げたのだった。

　ドラッグストア業界の統一団体は、それまで浮かんでは沈む夢物語だった。「総論賛成、各論反対」とされる医薬品小売業にあって、統一した団体設立など夢でしかなかった。ところが、薬剤師不在問題が深刻化し、ドラッグストア経営者は「大同団結」へとまとまった。初代会長に就いたマツモトキヨシの松本南海雄氏は、直近の取り組み課題を薬剤師不在問題と明言し、「行政にお願いする部分はお願いしたい」と戦う集団を高らかに宣言した。

　そしてその宣言通り、ドラッグストア協会は厚生省官僚への「恫喝」や政治家を使った「空中戦」、協会が策定した自主規制による「暫定措置」を求めるなど、続けざまに奇襲を展開していった。さらには、厚生大臣への「直談判」まで断行。総攻撃だった。

　一方、薬剤師不在問題はその途中で、ディスカウントストアのドン・キホーテがテレビ電話販売で闖入《ちんにゅう》し、石原慎太郎東京都知事がこれを容認するなど、登場人物はカラフルに広がっていた。行政からすれば、もはや収拾がつかない状態に陥っていたのだ。医師会へのガス抜きに利用したドラッグストアから反撃を受け、彼ら以外にも難敵は増殖してしまった。そこに颯爽と現れたのが、エース官僚だった。

03年8月、厚生労働省医薬食品局長に阿曽沼慎司氏が着任。剛腕の阿曽沼局長は、厚生科学審議会に医薬品販売制度改正検討部会を設置し、なんと厚労省と敵対していたドラッグストア協会の代表を委員に招聘するなどして、薬事法の改正に乗り出したのだ。

結果、06年施行となる改正薬事法は、店舗にＯＴＣ薬販売の許可を与えていた「薬種商販売業」を、個人が取得できる新資格「登録販売者」に改組。またＯＴＣ薬を安全面から3分類し、薬剤師だけが販売できる第1類ＯＴＣ薬と、登録販売者でも販売可能な第2類、第3類ＯＴＣ薬に再編した。薬剤師に代わる登録販売者を新設したことで、薬剤師がいなくても店舗運営が可能となり、薬剤師不在問題は解決した。その結果、ドラッグストア企業は新規出店を加速。ドラッグストア側の逆転勝利となった訳だ。

しかしなぜ急転直下で〝ドラッグストア寄り〟の改正になったのか――。

答えは簡単だ。

阿曽沼局長が抜擢したドラッグストア協会の事務総長が大活躍したからだ。改正薬事法によって既得権の一部が奪われる薬種商販売業や配置販売業といった、改正法に猛反対していた業界に対しての〝根回し〟のすべてを、事務総長が担ったのだ。本来、その役割を果たす立場である厚労省のキャリア官僚が、各業界の自己主張と調整に疲れ果て、挫折。匙を投げてしまっていた。その交渉を買って出て、汗をかき、奔走したのが事務総長だった。日本薬剤師会は助け舟を出すどころか交渉にも参加せず、なんの力にもならなかった。つまり、厚労官僚の失態をカバーしたのがドラッグストア関係者だったというコトだ。行政機関といえども〝恩義〟は大切にする。この頃から、厚労省のドラッグストア寄りの施策が目立ち始めたのは、こんな経緯からだ。

同時に、改正薬事法によって政治問題を解決したドラッグストア業界は、その勢いを利用して、調剤事業へ本腰を入れていった。

薬剤師不在問題は、ＮＨＫのスクープで幕を開け、厚生省が利用し、これに対してドラッグストアが一致団結して業界団体を設立。その後、薬事法改正へと流れ着き、果てはドラッグストアの調剤事業進出に手を貸した。なんとも想定外の帰結となった事件だった。

ひと

日本チェーンドラッグストア協会 宗像守 前事務総長

ノーガードで殴り合った取材相手

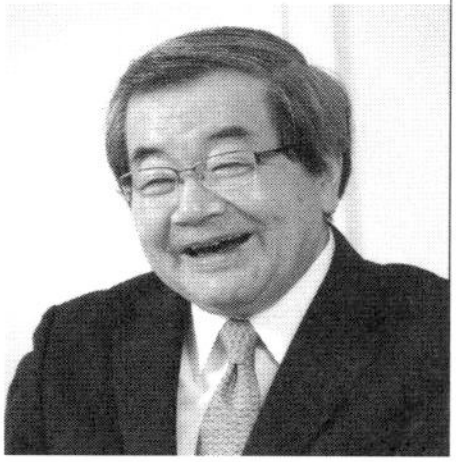

98年に浮上した「薬剤師不在問題」は、ドラッグストアに薬剤師

がいないというセンセーショナルな内容。このネタにこだわった私とドラッグストア協会の事務総長に就いた宗像守さんは、真っ向から対立した。

「医者のいない病院なんてあり得ないのに、ドラッグストアに薬剤師がいないなんて通らない」という論陣に、

「薬事法に規定される『実地に管理』は、薬剤師の常駐を規定していない」

宗像さんは反論した。主張は相容れなかった。それでも私は薬剤師不在問題を書き続けた。結果、ドラッグストア関係者には理解されず、ドラッグストア協会からは「出入り禁止」を受けた。以後、宗像さんとの取材は断絶した。

それから5年。03年になって、同僚記者が宗像さんを取材するというので、無断で付いていった。彼は私を見るなりギョっと身体を反らしたものの、そのまま取材は始まり、インタビューはつつがなく終わった。すると、

「どうですか、軽く一杯」

誘われた。近くの焼肉屋で杯を交わし、婉曲に雑談した。しばらくすると間を見計らったように語り掛けてきた。

「これからは是々非々でやりませんか」

薬剤師不在問題は解決に向け、厚労省が法改正に着手しだした時期だった。

「そうですね。そうしましょう」

握手して、手打ちとなった。5年間の「出入り禁止」は終わり、取材は再開した。

私と宗像さんは言ってしまえば、

高校生が裏庭でケンカして、互いに本気で殴り合い、けれどそのうち疲れ果て、二人ともダウンして、見上げると青空で、隣には同じように腫れ上がった顔があって、横顔と青空を見上げていたら、なんだかバカらしく、大笑いして親友になってしまう――。

そんな昔の青春ドラマにみたいに、宗像さんとも〝親友〟になった。

宗像さんは大事な〝ネタ元〟のひとりに変わった。06年の改正薬事法は彼がキーパーソンだった。ドラッグストア寄りの改正になったのは、宗像さんが精力的に根回しに動いたからだ。彼は、業界には欠かせない重要なフィクサーに上り詰めた。

宗像さんの業績は列挙するだけで凄まじい。ドラッグストア協会の設立に始まり、薬剤師不在問題を解決に導いた「登録販売者の創設」と「ＯＴＣ薬の3分類」といった改正薬事法。楽天創業者の三木谷浩史氏が議論に割り込み社会的な世論も喚起した「ＯＴＣ薬のインターネット販売」をウラでまとめた。調剤併設型ドラッグストアを後押しすることになる「調剤ポイントの容認」（第3章146頁）や「薬局二重申請問題の解消」もそうだ。参加者が10万人超にまで拡大した「JAPANドラッグストアショーの開催」、ドラッグストアの「街の健康ハブステーション構想」等々、功績は数えきれない。約20年間で、これだけの〝結果〟を残したフィクサーなどいない。

ところが、18年6月26日、宗像さんは突然、逝ってしまった。享年63歳。食道がんだった。宗像さんと酒を呑むときは、いつも「日薬のていたらく」を肴に、大笑いしながらだった。かつて、あれほどノーガードで殴り合ったというのに、肩を組んで医薬業界の未来を口角泡飛ばして語り合った。最後に呑んだのは、亡くなるわずか一ヵ月前の5月11日。酒宴が終わる間際に尋ねられた言葉が、今も耳に残る。

「なんで昔、オレのこと、あんなに嫌ってたの」

薬剤師不在問題でやり合っていた頃の話を持ち出した。なにを今さら、とその時は思った。けれど、宗像さんの表情は真剣だった。

「そんなコト、わかってると思ってましたよ。今度、ちゃんと説明しますね」

そう言って別れた。しかし、これが最後の会話になってしまった。

02年日薬〝本能寺の変〟
薬剤師会で勃発したクーデター

「クーデターにやられました。織田信長の心境です」

02年2月18日早朝、業界紙『薬事日報』ウェブサイトの速報で「日薬会長選、佐谷氏が立候補を辞退」を読んで、慌てて自宅に電話した。話を聞き終えて浮かんだ見出しが「日薬版本能寺の変」だった。

日本薬剤師会の会長、佐谷圭一氏は30代という若さで日薬常務理事に抜擢され、以降薬剤師会を引っ張ってきた存在だ。カリスマ性、知識、発言力は群を抜いていた。当時すでに2期4年の会長任期を全うし、3選も確実と見られていたなかでの突然の引退宣言だった。朝8時半過ぎ、受話器越しに聞こえてきたのは驚きの内容だ。

そして翌日、真相を書いた。

日本薬剤師会の佐谷圭一会長が次期会長への出馬を辞退した。新会長には対抗馬として立候補している中西敏夫副会長に事実上確定。佐谷会長は引退の理由を公式には「気力・体力の限界」と発表しているものの「織田信長の心境」と漏らし、クーデターを示唆。謀反者〝明智光秀〟の存在を暗示した。これは、

〝日薬版 本能寺の変〟として歴史に残る。　（02年2月19日）

記事は薬剤師会だけでなく医療医薬業界全体に衝撃を与えた。薬剤師会の「会長ポスト」が、生々しい政略をともなって決まったのは初めてだったからだ。それまでは、就くべきヒトが順当に就き、平穏に会長職は受け継がれていた。真相を明らかにしたことで「日薬では今、なにが起きているのか」と注目を集めた。そんな記事だった。

一方、クーデターは小さな出来事が重なって起きた。

前年01年の暮れ、佐谷会長の後任として中央社会保険医療協議会の委員を務めていた漆畑稔常務理事は、次の執行部選挙で「副会長」への立候補を佐谷会長に相談していた。しかし、その頃の日薬副会長ポストは「名誉職」に近い位置付けだった。会務の実働部隊から離れた、引退前のポジションという感じだ。佐谷会長はそんなポストに就くことは「将来にキズが付く」と諭し、受け入れなかった。

漆畑常務としては中医協委員のなかで、日本医師会の代表の肩書に「負けない」役職に就くことを狙っていた。同格以上となることで、交渉を優位に進めたいという思惑があった。当時の日医の中医協委員は「常任理事」と「副会長」ポストの役員が務めていた。確かに、日薬からすれば「常務理事」よりも「副会長」の方が格上に見える。そこを図っての打診だったのだが、佐谷会長の理解は得られなかった。

逆に佐谷会長は漆畑常務に、日本薬剤師連盟（日薬連盟）の「幹事長」職を提案した。日薬連盟は政治団体。職能団体である日薬は直接、政治活動ができないため、別組織として日薬連盟を設置している。そのなかの、国政選挙を取り仕切る幹事長職へのスライドを提案したのだった。

「中医協は山本（信夫）常務理事に任せて、幹事長をやったらどうか。大きな勲章になる」

そう促したという。佐谷会長からすれば、幹事長職を経験することで政治家とのパイプを築き、今後の会務運営にも役立つという〝親心〟だった。自身は3期6年、会長を務めた後、漆畑常務に会長を託す意向を固めていた。

ところが、漆畑常務からすれば、中医協委員としての立ち位置を意識して、副会長立候補を打診したのが、逆に中医協委員を降ろされると受け止めてしまった。中医協委員としてバリバリ働きたいと考えていた漆畑常務にして見れば、信じられない提案に感じた。ここがひとつの目のボタンのかけ違い。佐谷会長の親心とは裏腹に、漆畑常務は自身の更迭と思ってしまったのだ。

そしてもうひとつ、行き違いがあった。ある幹部について、佐谷会長は次期執行部から外す意向を固めていた。この幹部は「記者的なセンスのある切れ者」と佐谷会長が評価し、地元の反対を押し切って抜擢した人物だった。自ら選んだ幹部を「切る」というのは、覚悟のいる人事だ。しかし、理由があった。

そもそも、佐谷会長の組閣方法はリベラルだった。薬剤師会に限らず、政治の世界でもよく採られる手法が、派閥の領袖や地域の有力者などからの「推薦」によって幹部を集めるやり方だ。一方の佐谷会長は、自らのコネクションによって得た人物評価を基に人選した。地域薬剤師会の会長という〝地元のドン〟などの意見は参考にせず、県薬剤師会の頭越しに本人に直接打診する「一本釣り」で人材を集めていた。揃えた幹部は、今なら「佐谷チルドレン」と言ったところだ。漆畑常務やこの幹部も、そんな佐谷チルドレンのひとりだった。

「地元の評判は良くなかったが、切れる男だった。新聞記者的なアンテナの立て方が良かった。情報の取り方という意味で。ただ〝妖刀〟使い。昔から怪文書を流すようなところがあった。妖刀を〝名刀〟にしようと思い、引き上げたのだが……」

佐谷会長はこう評し〝妖刀使い〟のままだったコトが、この幹部を次期執行部から外す理由だったと打ち明けた。

しかし、この「戦力外通告」は他の佐谷チルドレンに「次に切られるのは自分かもしれない」という動揺を与えてしまったようだ。

当時、佐谷会長の会務運営は「独断専行」とも指摘されていた。リーダーシップで組織を引っ張るタイプだ。そうした組織運営が、まったく違った受け止め方をされ出していたのだ。部下である常務理事たちは、王将を守る「将棋の駒」と、自身を卑下していたのかもしれない。駒は簡単に取られ、相手側の手に渡る。すでに「大会長」となっていた佐谷会長の指し手の指示が、煙たくなっていた。これがふたつ目のボタンのかけ違いだ。

歴史上の「本能寺の変」は家臣・明智光秀が主君・織田信長に謀反を仕掛けたクーデター。日薬の明智光秀役は、すれ違いと行き違いから3人らが演じたようだ。漆畑常務に加え大阪の児玉孝理事、東京の山本信夫常務だった。少なくとも、佐谷会長にはそう映った。大阪と東京が手を組み、中西敏夫副会長を会長候補に担ぎ上げてのクーデターだった。

佐谷会長はオモテ向き、立候補の取り下げ理由を「気力・体力の限界」と表明した。けれど、実際は違った。一本釣りしてつくった内閣の一員が、刺客を差し向けたクーデターに「仮に選挙で勝っても、次の組閣ができない」と身を引いたのだった。

佐谷会長の辞退によって会長に就くことになる中西副会長が「集団的指導体制」を打ち出したのは、ある意味当然の流れと言えた。ただ、独断の決断はあっても、集団の決断はない。集団では指導はできても、決断は集団ではできない。日薬がこのロジックに気付くのは、すこし先のコトになる。

一方、〝本能寺の変〟報道によって真相が広がるにつれ、一時、事態は混沌とした。2月

24日の会長選挙では、対立候補がいないにもかかわらず、記名による信任投票が行われる事態に発展した。業界団体の役員選挙で、候補が定数内の場合、せいぜい挙手による信任の確認が通常だ。わざわざ、投票用紙に記名する選挙で信任を諮るなど、異例中の異例。しかも、記名投票は「緊急動議」によるものだった。それだけ、クーデターという不穏な事態に、会員が不信感を抱いたのだった。

信任投票の結果、中西副会長は１４７票中85票を獲得し、過半数をかろうじて上回る薄氷の当選。ところが、現職副会長の外山寛氏が落選してしまった。明智光秀役のひとり、山本常務が所属する東京都薬剤師会の代表ということが影響した。謀反グループの一端と日薬会員は見て、信任には届かなかったのである。

こうした事態に、中西副会長は当選直後の記者会見で思わず「今になってみると、えらいことになった」と告白してしまう。しかし、本当の「えらいこと」は、その後すぐ起きることになる。

日本医師会〝悲願〟の分業叩き

〝本能寺の変〟直後、02年４月の診療報酬改定で医薬分業はあっけなく叩かれた。医師が分業した時に得られる技術料「処方せん料」について、12点という大幅な引き下げが実行されたのだ。81点から69点へのダウン。非分業の「処方料」が42点で据え置かれたことから、あからさまな分業叩きだった。

さらに、12点というマイナス幅は、日薬にはまったく知らされていない減額内容だった。当初は「5点のマイナス」と伝えられていたのである。厚生労働省は「処方せん料は5点のマイナスだが、後発品使用の場合5点プラス」などと説明し、プラスマイナス・ゼロを強調していた。日薬は完全に嵌められた。

02年は小泉純一郎首相による「聖域なき構造改革」によって、初の診療報酬マイナス改定が敢行された年。マイナス2・7%という引き下げ改定のなかで、財源確保に腐心していた厚労省と日本医師会が手を組み、日薬を蚊帳の外に置き、隠密に引き下げを完遂した、というのが事情通の解説だ。

厚労省保険局内では、日薬に近い存在の薬剤管理官も大幅引き下げを告げられていなかった。医系技官が薬剤管理官に悟られぬよう、改定作業を進めたのだ。ただしこの時の診療報酬改定で重要な点は、日薬が埒外に置かれていたというコトだった。クーデター〝本能寺の変〟が影響した。

第一次分業バッシングは調剤過誤問題

さらに、02年に急浮上したのが「調剤過誤」問題だ。抗てんかん剤「アレビアチン」の規定量を疑義照会せずに10倍量で調剤し、患者が死亡した事例に始まり、切迫早産治療剤「ウテメリン」を調剤するところを、子宮破裂や胎児死亡などの副作用の恐れがある子宮収縮止血剤「メテナリン」（現メチルエルゴメトリン）と取り違えたケース。「アルマール錠」と「アマリール錠」の類似名称医薬品の誤調剤。さらに、容量の間違い、薬袋への入れ間違いや書き間違い、一包化ミス……と、調剤過誤は連続して噴出した。その度に一般紙や地方紙が大きく取り上げ、薬局の業務、管理体制に世間が厳しい眼を向けた。

これが、〝第一次〟分業バッシングだ。

ただ、調剤過誤はその後、徐々に沈静化していった。日薬が各地の支部薬剤師会に働き掛け、躍起になって研修会などを通じて啓発したことで、現場薬剤師にも危機意識が広がった。ミスは減り、新聞紙面で取り上げられることもなくなった。

同時に、分業バッシングの急先鋒だった日本医師会は、政治的課題の矛先を「調剤」から「政治」に移していったのも作用した。02年から始まった診療報酬マイナス改定という大きな「政治」対応に追われ、分業バッシングに構っていられなくなったようだ。マイナス改定は日薬にとっても手痛い事態だったが、それが逆に、最初の分業バッシングを終息へと導いたのである。つまり、分業バッシングが沈静化したのは、単に〝運〟が良かっただけだ。その一方で、運を味方に付けたヒトもいた。

露呈した日薬の権力闘争
次回参議院選挙へのドタバタぶり

それは、金庫に眠る塩漬けされた14億円から始まった。

2002年春、前年01年夏の参議院選挙で、元厚生省麻薬課長だった藤井基之氏を組織内候補として当選に導いた日本薬剤師会だったが、2年後に予定されていた04年の次回参院選に独自候補を立てるかどうか、態度を決めかねていたのだ。

医療系職能団体にとって独自に擁立した国会議員を抱えることは、政治の世界で一定程度の影響力を示すことにつながる。医療医薬業界は規制行政のなかにある。このため、行政機関にプレッシャーを掛けられる政治家の存在は欠かせない。日薬も組織代表の参院議員を擁立してきた。

しかし、会員10万人程度の日薬にとって、参議院議員の半分が改選される3年に1度の選挙に毎回候補を立てるのは、この時代、困難とされていた。言い換えると、04年参院選挙は日薬にとって〝ウラ選挙〟に当たり、他団体の応援に回る番だった。

それまで日薬が6年間隔で選挙に挑んできたのは、独自候補を立て当選させるまでの組織力が3年間隔では困難だったからだ。ここで言う組織力とは「ヒト」と「カネ」だ。ヒトとは選挙活動を展開する要員と担ぎ上げる看板候補。カネはもちろん資金。どちらも3年間隔では用意できなかった。

ところが14億円もの塩漬け資金が事態を迷走させていた。当時の日本薬剤師連盟の金庫には〝裏金〟が眠っていたのだ。これは、決してオモテに出すことのない資金を年々積み上げたものだった。しかも、その存在を知る関係者はごくごく一部。01年選挙でもまったく手は付けられず、そのままの状態で残っていた。つまり、組織力としての「カネ」はあった。

そこへもってきて、01年の藤井基之選挙で資金の存在を聞き及んだある自民党の大物議員が、その資金を使って次の参院選挙への参戦を執行部に迫ったのだった。この時、迫られた側の面々は〝本能寺の変〟の明智光秀グループ。そして、要請をグループは受け入れてしまった。ただし、受け入れたのは中西敏夫氏が会長に就く「前」。02年4月に正式に就任した中西会長は、この内諾は寝耳に水だった。当然、躊躇した。

「仮に惨敗すれば、次々回の藤井選挙に影響する」

思わず、中西会長は周囲に呟いた。

その通りだった。担がれてトップに就いた中西会長だったが、先を読む力はあった。話が「未来」に飛んでしまうが、この後、すったもんだの末に擁立した公認候補は見るも無残な惨敗に終わる。おまけに、迎えた07年の藤井選挙も惜敗。結果論だが、中西会長の不安は後々的中することになる。

もちろん、こうした未来を02年の、この時点では誰も知らない。

中西会長からすれば藤井選挙への影響だけでなく、自身の責任問題にも発展しかねない判断を迫られていたのだった。次回参院選に「参戦」するか「観戦」するか、決断しかねていたのである。

しかし、会長の逡巡も執行部内では相手にされなかったようだ。クーデターによって担ぎ上げられた神輿の身。しかも「集団的指導体制」を掲げた以上、執行部グループが決めた判断を中西会長が覆すコトなど所詮できなかった。独自候補を立て、参戦するしか道はなかったのだった。

02年、日薬としては初の3年サイクルの参院選「参戦」を決め、擁立候補の人選が始まった。日本薬剤師連盟の最高議決機関である評議員会は、会長を失職したばかりの佐谷圭一氏に出馬を要請するといった一幕もあった。もちろん、佐谷氏が固辞したのは言うまでもない。

ただ、薬業界だけでなく、他団体の支援を得るだけの人材はそう簡単には見つからない。藤井氏の「次の候補」と見られていた堀美智子前常務や、当時浪人中だった松本純元衆議院議員の鞍替えまでも候補に挙がったが、掛け声に終わった。

執行部は候補者を決定できず、時間だけが過ぎていった。そんな執行部のもたつきをよそに、地方が先行する。県薬剤師会が独自候補を擁立したのだ。

６月、近畿大阪ブロックは、松下政経塾出身で故渡辺美智雄議員の秘書だった小西恵一郎氏の推薦を決めた。九州ブロックからは、前参院議員の長峯基氏が名乗りを上げた。大阪・小西陣営と九州・長峯陣営は「日薬の公認候補は自分だ」とばかりに、「運動」を展開していった。日薬執行部はこうした地方の動きを、抑えることができない。

両陣営のつば迫り合いは激しさを増していく。

迎えた９月11日、執行部は日薬連盟総務会で、小西、長峯の両氏からのヒアリングを行う。そのうえで、総務会33人の役員が投票によって公認候補を決めることになった。結果は、小西氏17票、長峯氏12票、白票４票。僅差ではあるものの小西氏が勝利し、総務会は彼を組織内候補として推すコトを決めた。

ところが、話はすんなりとは進まない。

続く９月25日の日薬連盟評議員会は迷走した。評議員会の重要案件議決数は「出席議員の

４分の３以上の賛成」。挙手による投票の結果、出席88人に対して、小西氏支持は57人に留まった。決定に必要な66人には達せず、執行部提案はあえなく否決されたのだった。

振り出しに戻った。

執行部は再び、候補者擁立に向け調整に入った。「第三の候補」として、日薬の現職幹部のなかから、漆畑常務や山本常務、木村隆次常務などの名前まで挙がったが、それでも決定には至らない。04年夏に予定される次回参院選から逆算すると、２年を切った９月の時点ではすでに選挙戦に入っていなければならないタイミングだった。タイムリミットはとうに過ぎていた。

10月16日の連盟総務会。

「大揉めに揉めた末、会長一任を取り付けた」

中西会長は終了後、疲れ果てた表情で呟いた。副会長、幹事長などの４役で方針を決定するという「言質を取った」と、集まった記者に説明した。

その後、執行部が決めた方針は「小西氏を組織内候補として擁立し、長峯氏は地方選挙で推す」というものだった。ギリギリの折衷案。とは言え、選挙戦は大幅に出遅れていた。

ごたごたの迷走ぶりは、集団的指導体制を採る日本薬剤師会の「決断できない組織」を内外に晒した格好だ。同時に〝ポスト中西〟を巡る「覇権争い」も露わにしてしまった。中西会長は1期2年の降板を公言していたため、次期会長ポストを見据えた水面下での攻防が始まっていたのだ。

当時、次の会長として有力視されていたのは漆畑常務と児玉常務の二人。児玉常務は大阪府薬剤師会の会長も兼務していた。大阪の小西氏を組織内候補に立て、当選にまで漕ぎ着ければ、その功績でリードできる。対して漆畑陣営としては、この動きを抑えたかった。こうした力学が、ここまで迷走した要因でもあった。

一方、小西氏擁立は、児玉陣営の「勝利」を彷彿させたが、情勢はそんなに単純ではなかった。すでに選挙戦に大幅に出遅れていたという現実もあって、日薬執行部内には「次回参院選は勝てなくてもいい」というムードがすでに支配的だったのだ。次々回参院選の藤井基之再選のための「組織を固める選挙」といった位置付けが、公然と語られていたのである。2年かけての〝壮大な予行演習〟という訳だ。これなら漆畑陣営も納得するというシナリオだった。

ただし、この脚本は〝駄作〟だ。すでに指摘した通り、小西氏は日薬が取り組んだ国政選挙のなかでは、最低投票数となる９万６４６３票で落選。07年の藤井氏も16万８１８５票を獲得したものの落選した。予行演習になど、ならなかった。敢えて指摘すれば、ふたつの選挙で漁夫の利を得たのが、その後、会長の椅子に座ることになる児玉常務だった。日薬〝本能寺の変〟は結局、第二の明智光秀が最初に政権を握るという結末を導いたのである。

そしてここから、日薬会長の椅子を巡る攻防は延々と続くことになる。振り返れば、日薬トップの座を争う政変は、クーデター〝本能寺の変〟が発端だった。

ひと

日本薬剤師会 佐谷圭一 元会長

日医とのケンカすら楽しんだ名会長

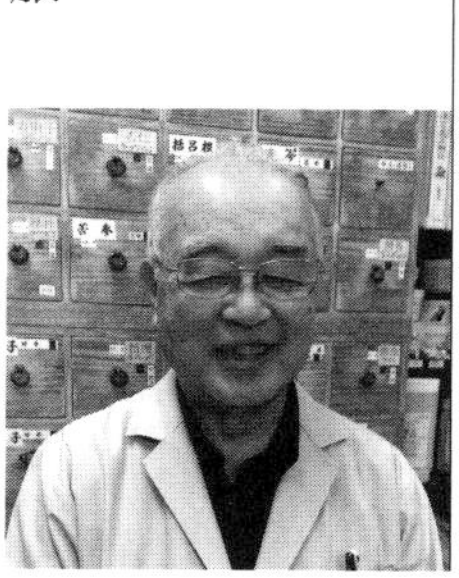

佐谷圭一さんと言えば、まず「薬歴」が浮かぶ。考案した薬剤服用歴は、地元の仲間とともに普及させ、日薬執行部に入閣後は全国に広め、調剤報酬化された。現在、薬剤師職能の基礎となる技術料を生み出したのが佐谷さんだった。ただ、そもそもの始まりはOTC薬だったという。

1963年、東京練馬にアスカ薬局を開業した当時は、処方せんなどまったく来ない時代。OTC薬の販売だけでは「つまらない」と感じていた佐谷さんは、顧客名簿をつくり、OTC薬の購入歴などを記録しだした。例えば、子ども用の風邪薬を購入したお母さんには後日、

電話を掛け容態を聞き、困ったコトはないかと尋ねた。ところが、

「なかには、御主人が出て、『なんだ、お前は。ウチの女房になんの用だ』なんて怒鳴られたこともありました。電話を掛けるのが嫌になった時期もあった。それでも、ただＯＴＣ薬を売るだけじゃあつまらないと、電話を掛け、薬歴をつくり続けた」

キーワードは「つまらない」だ。処方せん調剤がほとんどない時代の薬局の薬剤師が「おもしろい」仕事を探していたのだ。

佐谷さんは日々の薬局での仕事から、薬剤師会幹部としての業界活動、会長職として会務運営など、それぞれでおもしろがっていた。目の前にあるコトを楽しむ。そんな姿勢が記者にも伝わってきた。なかでも、医師会とケンカしている姿にはワクワクした。

「僕は日医とケンカすることが楽しかった。だって、もともと分業は毒殺防止なんだから。日医をどっかで止めなくちゃあって、いつも思ってた。会長時代はおもしろかったですねぇ。今度はどうやって止めてやろうかと、どこで厭味を言うか、そればかり考えていた」

佐谷さんへの取材が頻繁になったのは95年頃。中医協委員に就いた時だ。当時の中医協はクローズド（非公開）で行われ、われわれ業界紙記者は厚生省の会見を聞いた後、それぞれが懇意にする関係者に当たり、裏取りや補足取材、時にはスクープを獲るために走り回る。業界がもっとも注目する非公開の中医協の内容をどうすっぱ抜くかが、その時の記者の〝腕の

見せ所〟だったのだ。医系の業界紙は日医代表に向かい、保険者代表の健康保険組合連合会の関係者をネタ元にする記者もいた。私は佐谷さんの前任の中医協委員だった秋葉保次常務の時代から、日薬代表に取材していた。厚生省がある霞ケ関から練馬のアスカ薬局まで、小一時間はかかる。そんな事情もあって、直後に通っているのは私くらいだった。

こうした取材経験から、普段の行動時間は大体把握していた。日薬〝本能寺の変〟の第一報を取材したのは、電話による「朝駆け」。NHKの朝の「連続テレビ小説」を見終えた8時30分過ぎが一番摑まりやすいコトを知っていた。それがスクープにつながった。

クーデター〝本能寺の変〟が終わった直後、佐谷さんは呟いた。

「4年間、100トンの重みを背負っていたようだった。外してみると、よくわかる」

そう振り返った。ただ私は佐谷さんがいなくなった後の日薬を憂えた。すると、

「なあに、日薬には何年か経った後、また英雄が出て来て、救ってくれるでしょう」

そう言い残して、静かに日薬を去っていった。私はそれからずっと、ヒーローの登場を待っている。

第3章

2003年〜2011年

ポスト日薬〝本能寺の変〟

02年に起きた日薬〝本能寺の変〟によって、
薬剤師会の会長職を巡る攻防が始まった。
その影響は医薬分業にまで及ぶ。
業界全体をリードし指導的な立場にあるハズの組織が、
トップの座を争う政争を繰り返している。

06年日薬副会長選挙
二幹部〝追放〟の2・26事件

日本薬剤師会の執行部選挙のなかで〝本能寺の変〟に続いて起きた政変が〝2・26事件〟。大層な名前を付けたのは首謀者グループの当事者たち。たまたま、選挙日が2月26日と〝同じ日〟だっただけの口実のようだが、日薬内では仕事のできる「有能」な幹部二人を、歴史上の事件である「2・26事件」にまねて〝抹殺〟した事案だった。

「漆畑副会長と木村常務を落とすという〝2・26事件〟のストーリーは、最初から巧妙に仕組まれていた」

関係者が述懐した。

1936年2月26日に発生した2・26事件は青年将校たちが政府要人を狙ったクーデター。3人の内閣重臣が殺され、その後の日本に大きな影響を与えた政変だが、最終的には首謀者も銃殺される。そんな歴史的な史実は横に置き、現職の漆畑稔副会長と木村隆次常務理事の2人が事実上、日薬から〝消された〟事件だ。

06年の日薬幹部選挙は、中西敏夫会長が3選をあっさりと決めた一方で、副会長は5つの席を7人が争う展開。結果から先に言ってしまえば、現職の児玉孝副会長が136票でトップ当選し、続いて山本信夫常務理事が122票で第2位の上位入り。日本病院薬剤師会会長の就任を決めていた伊賀立二副会長も110票で当選。鹿児島県薬剤師会の寺脇康文会長が91票を集め4番手で初入閣し、現職の工藤義房副会長も83票で滑り込んだ。そして、木村常務は79票を得て「信任」となる過半数を獲得したものの落選。漆畑副会長は過半数を割り込む65票に終わった。

漆畑副会長と木村常務は、執行部のなかでは「才能的には、ピカ1とピカ2」（日薬関係者）と評価されていた「団体屋」だったにもかかわらずにだった。

ちょうど100回目となった日薬代議員会は、2月25日と26日の2日間の開催。会場の東京・虎ノ門パストラルは、2月の肌寒い外気とは裏腹に、身体にまとわりつくような熱気に包まれていた。選挙という「お祭り」に、薬剤師会全体がのぼせているようでもあった。そんなお祭り騒ぎのなか、舞台裏を知り尽くした関係者は「見ていて嫌になる選挙だ」と吐き捨てた。水面下ではドロドロの選挙戦が練り上げられていたのである。

午前10時、漆畑副会長が「日薬の将来についての議論を」と挨拶し、代議員会の幕は開いた。議長が議事に入ろうとした瞬間、ある県薬剤師会の副会長が大きな声で「議長ぉ〜」と手を挙げた。代議員会の前日から会員間に流れていた「怪文書」を取り上げたのだ。

「野党を利用して（自身への投票を）お願いする人たちがいる。このまま進むと三師会（日医）と同じ結果が出てくる。与党の連中は『日薬もか』とならざるを得ない。この候補は、立候補を辞退してもらいたい」声を張り上げた。

問題視した怪文書とは、「漆畑・木村は立候補する資格なし」というタイトルのＡ４版１枚紙。内容は、両氏が自民、民主党の国会議員を使って、自身に投票することを依頼した、などというものだった。

「こともあろうに、民主党議員の力を借りて投票依頼するとは何事か。自民党幹部の耳に入れば大変なことになる」

県薬副会長は断罪した。自民党支持を明示していた日薬にとって、野党と手を組んだとなれば、前年05年の衆院選挙で自民党支持を打ち出さなかった日本医師会と同じ轍を踏む、そんなロジックだった。しかし、所詮は怪文書。別の会員が、

「出所のわからない、誰が書いたかわからないものに腹が立った。書いたヒトは（薬剤師会の）品位を落としことを反省してもらいたい」

と訴えた。すると、大きな拍手が起こり、最初の〝動議〟は一蹴された。ただし、代議員会はスタート直後から〝暗殺計画〟が動き出していた。

続いて、会長演説。中西会長は配布した演説要旨にはない言葉を付け加えた。薬事法や医

療法の改正案では「必ずしも満点ではないが、その考え方の多くが改正に盛り込まれることになった」と語り、全役員の労をねぎらった。そのうえで「特に、山本常務と児玉副会長」と二人の副会長候補をわざわざ名指しして「厚くお礼する」と別格扱いで称えたのである。中西会長はあまり演説の上手いヒトではなかった。通常、事務局が用意した挨拶文を棒読みするタイプ。そんな会長が、アドリブで「漆畑・木村叩き」に加担した格好だ。嫌な空気が会場に充満し出していた。

06年日薬選挙の対立構図は、中西会長を看板にして大票田の大阪・近畿ブロックの児玉副会長と東京・関東ブロックの山本常務、さらにこうした連合軍に付くその他の候補を含めた「守旧派」大連合と、基礎票の少ない地盤から個人でのし上がってきた漆畑副会長と木村常務といった少数の「旧佐谷派」の戦いだった。

漆畑副会長と佐谷前会長との子弟関係は、佐谷氏の退任時に終わってはいたものの、もとをただせば漆畑副会長や木村常務はいわば「佐谷チルドレン」。その能力を買われ佐谷氏に一本釣りされた役員だった。

すなわち、選挙全体の対立構図は「守旧派」対「旧佐谷派」。こうした対立軸を、奇しくも中西会長自身が代議員会の冒頭で宣言したようなものだった。

日薬幹部選挙の構図

日薬の会長、副会長を決めるのは、最高議決機関と位置付けられる代議員会（後に総会に名称変更）。参加代議員は約１５０人を数える。執行部選挙は、この１５０人がそれぞれ持つ「一票」を集める陣取りゲームだ。代議員の数は、県単位で割り振られる。各都道府県に所属する薬剤師会の会員総数に応じて決まる。全国約10万人の日薬の会員を分母に、各県の代議員数は割り振られる。当然、人口が多く、会員数も多い、大都市圏が多くの代議員を擁する。当時、東京と関東7県の代議員数は合計で37人と最多。続いて、大阪と近畿が31人で拮抗していた。票数的に見ると、日薬の幹部選挙は東京と大阪が相対する構図だ。長い歴史のなかで、両者はライバル関係にあった。

一方で、2・26事件の予兆は、かなり前から燻っていたようだ。「コトの始まりは1年ちかく前までさかのぼる」と、関係者の多くが急ごしらえではない事件の背景を解き明かした。ある日の昼下がり。副会長や常務理事が詰める役員室に座っていた中西会長は呟いた。

「こいつと、それからこいつも、要らないな」

漆畑副会長と木村常務の机を指差した。

「漆畑と木村は講演で、中西会長の悪口を言い過ぎた」

「日薬の役員間では互いの情報交換が必要だが、二人は単独行動が多かった」

「常務会をやっている同じ時間帯にセミナーに出席し講演していた」

日薬関係者が語った二人の批判だ。仕事ができる、できないといった能力論ではなく、会長や組織に従順でない二人に、銃口は向けられた。

代議員会の初日の夜。各候補が地域ブロックごとに盛り上がる酒席を回り、最後のお願いをする。日薬幹部選挙のいつもの光景だ。候補者たちはそれぞれの思惑を胸に、各ブロックを回った。

一夜明けた代議員会2日目、2・26事件当日。

各会員による一般質疑の関心は、役員選挙というよりはむしろＯＴＣ薬の販売制度に絡む薬事法改正に集中していた。論点は、薬剤師だけが扱うことのできるＯＴＣ薬が「あまりにも少ない」点への不満だった。担当役員だった児玉副会長は、スイッチＯＴＣ薬候補として考えられていた、医療用医薬品のなかの非処方せん薬に対して「全部とは言わないが、持ってくる」と公言。〝要薬剤師薬〟の拡大という空手形を切りまくった。

そして、最後の一般質疑に立ったのはある県薬の会長。質問もそこそこに、「私の考えを述べさせていただく」と、前日の県薬副会長と同じ内容を取り上げた。

「国会議員を擁するという行動には疑問を持たざるを得ない。しかも野党の議員に自らの立場を擁護してもらうのは言語道断。自らを猛省して、新規一転出直しを」

5分以上にわたって、実名こそ出さなかったものの漆畑副会長に絞って攻め立てた。演説が終わった直後、漆畑副会長は手を挙げ、反論を試みたものの副議長はこれを無視、一般質疑の終了を告げた。議事を運営する側も守旧派だった。

昼食をはさんで、午後に行われた各候補の所信表明演説。ようやく発言の機会を得た漆畑副会長だったが、

「私についての指摘を本来ならひとつひとつここで反論したいが、代議員会は薬局、薬剤師、薬剤師会の将来を議論すべきところ。枝葉末節、誹謗中傷する場ではない」

語気を強くして反論、流布されている怪情報に対して、

「ただのひとつもない。会員を裏切るようなことをやってはいない」と振り絞り「会員の良心の判断」を求めた。

しかし、時すでに遅し。完全に包囲網はできあがっていた。最後の県薬会長の演説も利いた。一般質疑では、「集中砲火」を浴びていた児玉副会長も大票田に守られトップ当選。中西会長の信任も、挙手による確認で「無風の出来レース」（関係者）に終わり、「漆畑・木村叩き」という〝2・26事件〟は完遂した。

選挙後、漆畑副会長は日薬を去り、木村常務は過半数の信任票を得たことから、かろうじて

常務に残った。漆畑氏はその後、日本保険薬局協会に移り専務理事などを歴任し、現在も日薬相談役の肩書で業界活動を続けている。政官学にコネクションを持つ団体屋は健在だ。

日薬〝2・26事件〟は、その後の幹部選挙に悪影響だけを残した。団体屋としての能力は関係なしに、有能な人材を「好き嫌い」という感情だけで排除する。そんな悪習がここから始まった。日薬は2・26事件後も同じようなことを繰り返している。実力のある幹部を次々と執行部から追い出している。医師会と比べても、その能力や才能、タレント性を持った人材は少ない。にもかかわらず、優秀な薬剤師を、時の政権は「好き嫌い」で排除してきた。有能な人材が地方で燻っているのを眼の当たりにするたび、残念で仕方がない。

エピソード

盗聴器

ちょっと前までよくテレビで放映されていた「盗聴器の捜査」番組。大がかりなアンテナを使って、仕掛けられた盗聴器を探し出すというアレだ。街を車で流し、盗聴器から発せられる電波をキャッチすると、一般家庭に上がり込んで見つけ出す。驚く住人。原因を探ると、顔見知りの犯行だとわかる。ヒトとヒトとの〝怨恨〟が浮き彫りになる瞬間だ。

そんな盗聴Gメンを、日薬も雇ったコトがあったそうだ。しかも、犯人に疑われたのは私だ。毎週火曜日に行われる日薬常務会の模様を、翌日の水曜日付ですっぱ抜いた。それが容疑をかけられた原因だ。例えば、

> 設立3年の新設団体「日本保険薬局協会」に、日本薬剤師会前副会長の漆畑稔氏が「常勤顧問」として着任することがわかった。漆畑氏は2月の日薬副会長選挙で〝2・26事件〟をまねた追放劇に遭ったばかり。一方で、中医協委員を長く務め、人脈を駆使した交渉術は高く評価されている。日薬としては、もっとも警戒するライバル団体に主力が移った格好だ。中西敏夫会長は静観を装う一方で7月25日の日薬常務会では、ある幹部が「これからも漆畑氏の紹介を、前日薬副会長とセットで使われるようでは困る」と憤慨。このため常務会では注視する意向を確認した。（06年7月26日）

元日薬副会長の漆畑稔氏が、当時発足したばかりの日本保険薬局協会の顧問に就任するという内容だったのだが、前日の常務会の模様を詳細に書き込んだ。日薬側からすれば、記者に公開していないクローズドの会合なのに、翌日にはその模様が掲載されている。リークした犯人探しも行われたようだが、

「これだけハッキリ書き込むのは盗聴器でも仕掛けているに違いない」

などと執行部は疑い、盗聴Gメンを要請したそうだ。

丁度、事務所を渋谷の長井記念館から、現在の四谷に移転した直後だった。引っ越しのどさくさに紛れ、盗聴器を仕掛けたと本気で怪しんだようだ。

「アイツなら、それくらいのことはやる」と。

もちろん、盗聴器など出てこなかった。盗聴Gメンも申し訳なさそうに帰っていったという。

日本調剤と地方薬剤師会の壮絶バトル
正義・正論はどちらに

いつも、その巨体を悠然と揺らしながら登場し、鋭く細い眼光を銀縁メガネで隠し「フワッハッハァ」と豪快に笑う。わざと露悪的に振る舞い、さながら〝悪代官〟を装う。けれど、綿密に集めた情報を吟味し、モノゴトを熟考して、常に先を読む戦略家でもある。おそらく薬剤師のなかで、1番稼いだヒトだろう。

大手調剤薬局チェーン「日本調剤」創業者の三津原博氏が医薬分業のなかで演じてきた役回りは〝アウトロー〟そのもの。06年４月には全国の薬剤師会から脱会し、総額約１億円の会費を引き揚げて見せた。直後には、地方の薬剤師会と「ＦＡＸ分業」問題でやり合った。07年５月に日本保険薬局協会の会長に就任すると、日本薬剤師会に睨みを利かせた。会長を退いた12年10月には、今度は日本保険薬局協会をも見限り、退会。薬剤師会や業界団体に属さない「独自路線」をひた走る。それでいて、厚生労働省が進める「後発品促進」や「在宅医療」にはいち早く取り組み、両分野では業界トップを行く。

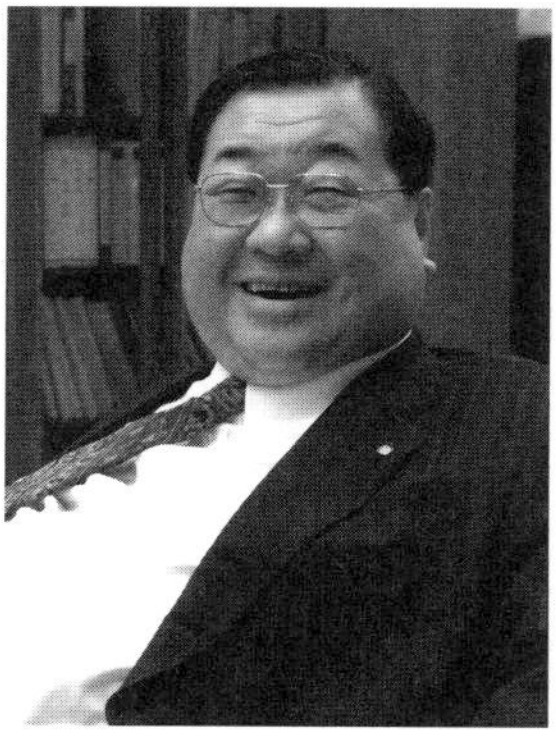

三津原氏といえば、年俸８億２０００万円（18年６月）という国内全企業でも上位に入る高額収入が、常に槍玉に挙がった。しかし、それすら本人は意に介さない。

「事業家というのはやっぱりね、一所懸命働いたら一所懸命給料貰って悪くないんだ。自分の会社なんだから。資本主義社会だから、頑張った人間がたくさん貰うのは当たり前。いつも言ってるのは『利益は社会の評価』。コソコソしない」

１億円以上の役員報酬を得ている幹部に対して、開示義務が課せられて以降、三津原氏の年俸はむしろ年々上昇していった。

「昔はね、個人商店だった。だから個人で保証していた。その能力がないと誰もおカネを貸してくれない。万一の時は、自分が払い出せばいいんだから、銀行は安心する。今は上場しているから、個人保証はしてないケド、今さら減らす訳にはいかない。事業家というのは、貧乏だったら、おカネもヒトも集まらない」

日本調剤は銀行から融資を受ける担保を、三津原氏自身に置いていたようだ。８億円という年俸が事業を展開してきた源泉だった。

例えば、後発品促進は薬局が実践すれば当然、売上は減る。新薬よりも安価な医薬品を患者に勧めるという医療費抑制策は、調剤薬局にとっても売上減に直結する。それを他社に先んじて積極展開するため三津原氏が講じた策が、自ら後発品メーカーを持つコトだった。

薬局がメーカーを所有する。当時、社内からは「社長は頭がおかしくなったんじゃあないか」などと囁かれたほどの突飛な発想だった。

05年に後発品メーカー「日本ジェネリック」を設立、10年以上をかけ、取り扱い後発品は約６７０品目に拡大、売上高は４０７億円に、営業利益も19億円（19年3月期）と、今では事業は黒字に転化した。調剤すればするほど、売上、利益が減るという他社のサイクルとは別格のビジネスモデルを仕立て上げた。事業成功のウラに、三津原氏の高年俸があったのは間違いない。だから本人は業界内の批判など、どこ吹く風だった。

一方で、会社倒産の危機にも直面した。

１９９６年９月４日、朝日新聞は1面で「薬局大手の日本調剤 病院に多額のリベート、医薬分業の薬価差補塡」と掲載。病院外へ処方せんを発行することの見返りに、医療機関側に総額数億円のリベートを支払った、という大問題だった。処分を受けるかたちで、日本調剤は大型門前薬局を10軒程度手放し、売上高は約４割ちかくダウンした。さらに、「会社が危ない」といったウワサまで広がり、約２００人が退社、社員は５００人にまで激減した。本当に「倒産の一歩手前」まで追い込まれた。

その後の三津原氏の言動にある「コンプライアンスを守る」「先を読む」といった経営方針は、この時の窮地の経験からのようだ。

「どんな診療報酬体系になっても、ウチはどんな薬局よりも強い。それは自信がある。変なコトをやってないし、政府がやろうとしているコトを率先垂範している」

事業を建て直し、好調な業績を続けるなかで、こうした自信を語った。

そんな三津原氏が、アウトロー振りを発揮したのが06年から07年にかけて薬剤師会に仕掛けた、大喧嘩だった。

薬剤師会からの総脱会

06年4月、日本調剤は全国の地域薬剤師会から脱会した。自社に勤務する薬剤師を、薬剤師会組織から退会させたのだ。理由は「会費の問題」だった。

調剤薬局チェーン企業が負担する薬剤師会の会費は、加入する勤務薬剤師1人につき、「地区の薬剤師会費」「県薬剤師会の会費」「日薬の会費」といった、支部、都道府県、日薬とそれぞれの組織の会費がベース。加えて、地域によっては「保険薬局部会費」や「ＦＡＸ送信費」といった付帯経費が上乗せされる。さらに、地区、県、日薬それぞれの「政治連盟の会費」まで請求され、それらを「ひとかたまり」で支払う時代もあった。日本調剤が会費のなかで特に問題視したのが、「保険薬局部会費」や「ＦＡＸ送信費」といった徴収する意味や金額設定が「曖昧」な費用。全国展開する日本調剤は、総額約1億円もの会費を毎年支払っていた。それを全額撤収したのである。

当時、調剤薬局チェーン企業に勤務する薬剤師にとって薬剤師会に入会するメリットなど、ほとんどなかった。しかも会費は本来、個々の薬剤師が負担すべき性格にもかかわらず、所属する企業が支払っていた。メリットもない会費をなぜ、企業側がわざわざ負担していたのか――。

地域で薬局を開設するとき、地元の薬剤師会を通さなければ、行政機関から開局を受け付けてもらえないケースや、不正請求などを取り締まる「共同指導」では、自治体の職員のほか薬剤師会役員も立ち会うため、薬剤師会に入っていないと「いろいろと難クセ付けられる」（調剤チェーン関係者）というのが、入会の動機だ。

一方、こうした会費負担に加え、調剤チェーン企業と地方薬剤師会との間で絶えずいざこざが発生していたのが「ＦＡＸ分業」だった。

ＦＡＸ分業とは、薬剤師会が大病院のロビーなど院内にファクシミリを設置し、派遣した担当者が常駐して患者を案内し、患者が自宅ちかくなどの薬局を選択して処方せんを薬局にＦＡＸ送信するというものだ。処方せん1枚当たりの送信料を設定して、全枚数分の料金を各送信薬局に請求し、薬剤師会は集めたＦＡＸ送信負担料でランニングコストを賄う。

分業がスタートした時点では、患者の混乱を避けることを目的に、また病院側に面分業の理解を促すという側面からも一定程度は有効だった。しかし、本来は処方せんを面に広げるための「過渡期の方策」という位置付け。ところが、地域によっては分業が進んでもＦＡＸ分業事業を延々と続け、それに伴う問題が表面化していた。

例えば、院内のファクシミリの傍らに設置した地域薬局の案内図に、薬剤師会の会員外の薬局は載せない。会員外の薬局のＦＡＸ番号をメモリー登録せず患者が選びにくくする。非会員の薬局のＦＡＸ送信料金を会員薬局よりも高い値段をつける、など地域薬剤師会による非会員差別、露骨なアウトロー外しが横行していたのだった。しかも、こうした実態は全国各地で見られていた。

さらに集めたＦＡＸ送信負担料が「収益」を上げ過ぎても、薬局には還元せず、「不透明」な使い方をする薬剤師会まであった。

さすがに行政側も、見て見ぬ振りをしている訳にもいかなくなり、日薬を通じて「不適正な事例の是正」を指導した。日薬は03年と04年の2年連続で、各県薬剤師会に対しＦＡＸ分業の「縮小・廃止」を通達。ＦＡＸ送信する場合は患者に「実費負担を請求」するまで指導した。つまり、ＦＡＸ分業は改善を強く求められた分業だった。

広島市薬剤師会の費用格差設定に猛抗議

06年7月、こうした時代背景のなか、広島市薬剤師会（広島市薬）はＦＡＸ送信負担金の値上げを実行した。広島市薬の会員と会員外で最大3倍の格差を設定。４月から薬剤師会を脱会していた日本調剤は、広島市薬会員の1枚１６０円に対し、３倍の４８０円の負担になった。日本調剤としては看過できない。「時代に逆行した方針」と猛抗議し、公正取引委員会や厚労省保険局医療指導監査室、国税庁の「３点セット」で、是正を求めたのだった。

この問題は、日本保険薬局協会や日本チェーンドラッグストア協会などの業界団体にまで発展していった。いち地域の問題が、全国レベルにまで波及してしまったのである。こうなると、地方の薬剤師会では手に負えない。広島市薬はあっけなく方針を撤回し、１枚当たり３２０円あった格差を60円にまで引き下げ、幕引きした。

一方で、広島市薬の幹部は、ＦＡＸ分業事業は「収益事業とはしていない」とこぼし、前年度が「赤字」であり、収益改善されれば「設定格差を引き下げる」方針だったと打ち明けた。「格差をつけるのは法律上、問題があるのですか」と逆に記者に尋ねてきたくらいだ。こうした地方の窮状に対して、日薬の児玉孝副会長は「格差3倍は大き過ぎる。一般論として2倍以内だろう」といったコメントを発したものの、直接仲裁には入らなかった。日本調剤の主張は正論だったが、地方薬剤師会を援護しない日薬の姿勢もまた、浮き彫りになった。

福岡大学方式にも「看過できない」

その半年後の07年2月。今度は、福岡県の久留米大学病院でのＦＡＸ分業に、日本調剤は宣戦布告する。同年４月からの分業スタートを予定していた久留米大病院は、久留米市薬剤師会と協議し、病院内にＦＡＸコーナー設置を決定。運用は、会計を済ませた患者が「処方せんの引換券」を受け取り、薬剤師会が運営するＦＡＸコーナーへ向かい、その場で実際の処方せんを貰って、希望に応じて薬局を選択するというものだった。

この方法は、地元では「福岡大学方式」などと呼ばれ、福岡大学附属病院ですでに実践されていた手法だった。日本調剤が問題提起したのは、通常は会計時に処方せんを受け取り、ＦＡＸか、門前薬局か、近所の薬局かを患者自身が選択するのだが、福岡大学方式では処方せんを手に取るために薬剤師会が運営するＦＡＸコーナーに一旦立ち寄らなければならない点だ。処方せんを地元薬剤師会が一手に扱うことによって恣意が入り「会としての都合のいい薬局へ患者を誘導するのでは」と警戒したのだ。

三津原氏は記者会見を開き、「こんなものは看過できない」と激しく抗議した。守秘義務を課せられる医師や薬剤師ではない、民間団体の職員が処方せんという患者情報を扱うことにも触れ、個人情報保護法や刑法などの法的観点から「許されない」と糾弾したのだった。

「まるっきり犯罪だから、オレは断固やる」

三津原氏は徹底抗戦の構えを見せた。対して、福岡県薬剤師会（福岡県薬）の幹部は、

「医療を提供する医療人の一員たる三津原氏が、『犯罪者』という言葉を使うか。医療人として恥ずかしい」

などと反論。福岡大学方式は「収益事業でもなく、全く問題ない」「福岡方式を（全国に）広めていただければ嬉しい」などと正当性をアピールした。

後述（第４章１７０頁）するが、福岡県薬は、日薬内では一定程度の勢力を示す「九州山口連合」と呼ばれる組織の中枢。このため、広島市薬のケースとは異なり、両者の紛争は先鋭化していった。

２月から４月までの約２ヵ月間、三津原氏と福岡県薬は双方譲らず、抗戦は続いた。結局、久留米大病院はそのまま福岡大学方式のＦＡＸ分業を開始。ただし、日本調剤は処方せん１枚当たり２００円の費用負担を拒否した。久留米市薬剤師会から送られてくるＦＡＸ負担費の請求書に対しては、「２００円の妥当性、正当性の開示」を求め、現在もまったく支払っていないという。〝武闘派〟同士の大喧嘩は、決着のつかない「ドロー」という引き分けに終わった。

エピソード

県薬会長のマスコミ批判

「日本調剤VS地方薬剤師会」を書き続けていた06年10月、福井で日薬学術大会が開催された。学術大会前日には、恒例の日薬会長会（都道府県会長協議会）が行われる。会長会とは各県薬剤師会の会長が勢揃いし、日薬執行部の仕事振りをチェックする会合だ。日薬の最高議決機関は代議員会（総会）だが、各県のトップが集まる会長会は、それなりに権威がある。なぜなら、各地域の選挙で勝った会長が集結し、意見する場だからだ。しかし、それも過去の話。当時の会長会はすでに〝冗長〟な議論しかしない会議に成り下がっていた。

この日の会長会も舌鋒鋭い追及などなく、時間を余して終了しようとしていた。そんな時だった。ある県薬会長が手を挙げ「マスコミ関係者に言いたい」と執行部に対してではなく、記者席に向かって訴え始めた。

「一部マスコミの記事を見ていると意図を感じる。非常に腹が立つ。前（漆畑）副会長や日本調剤の記事にしても、意図あるマスコミがある。そうした連中には（この場に）いてほしくない。マスコミを入れずに会長会をやってほしい」

漆畑氏が〝2・26事件〟で失脚した経緯や、日本調剤が薬剤師会を脱会し広島市薬と福岡県薬とやり合っている紛争など、私の記事が気に喰わないようだった。

「常務会の翌日には、情報が伝わって記事になっている。これはおかしい。情報源はどこか。一部の言動を取り上げて記事にするのはどういうことか。執行部にはぜひ、こういうマスコミ、一部の方を注意してもらいたい」
ピンポイントで攻め立てられた。けれど、まったく腹は立たなかった。ただペンを走らせ、発言をメモするだけだった。報道とは是々非々。是を是と、非を非と判断するために、取材を重ね、書くだけだ。非と判断すれば批判する。そもそも、完全な「公平中立」などあり得ない。物事の真ん中にキレイに立っているなんて、誰も判断できない。新聞記者が取材相手に対して敵や味方に付く必要はもちろんないケド、どちらかの主張に寄ってしまうのは、時としてある。

私が記者として心しているのは３点だ。「知恵」と「勇気」と「フットワーク」。知恵は、知識に頼るのではなく集めた情報で「ヘッドワーク」を利かせること。勇気は、腹を据えて「書き切る根性」。フットワークは言わずもがなの「現場主義」。

記事を書くとき、この３つのどれかが欠けてもダメだ。知恵と勇気があっても、現場を疎かにしては記事は弱い。勇気とフットワークを押し出しても、頭を使わない記事は深みがない。知恵とフットワークを駆使しても、根性のない記事はおもしろくもなんともない。知恵と勇気とフットワークの３つを総動員して、渾身の力で書く。もちろん、力を入れ過ぎると、この時のように「出入り禁止」を突き付けられる。けれど〝出禁〟は記者の勲章だ。

医療経済実態調査データ偽装疑惑
根拠失った診療報酬改定論議

ある地方の調剤薬局。まもなく開店という朝の9時少し前に、その電話は掛かってきた。

「実態調査の依頼が来ていると思うが、仮に黒字でも赤字で回答してほしい」

データの改竄。偽装の要請だった。厚生労働省の中央社会保険医療協議会が08年度診療報酬改定について議論を進めていた07年秋、その足許を揺るがす事件を報じた。改定論議の根拠データとして厚労省が調査しまとめた「医療経済実態調査」に関して、疑惑が浮上。支部の薬剤師会が調査に応じた薬局に対して、データ改竄を迫っていたのだ。

厚生労働省の「医療経済実態調査」について疑惑が浮上した。地域薬剤師会が調査に該当した薬局に対して「赤字」の記載を要求。収入金額を「少なく見積もるように」と偽装を要請していたことがわかった。実態調査のデータが改竄されていたとなれば、診療報酬改定そのものの根底が崩れる。（07年11月2日）

医療経済実態調査は、診療報酬改定を議論するうえで重視される根幹データ。全国の病院・診療所や薬局などを無作為に抽出し、調査票を送付する。内容は「収支差額」など各施設の〝儲け〟までを把握するというものだ。薬剤師会だけでなく医師会や歯科医師会の三師会が自団体の主張を訴える時に引用し、また中医協では三師会と相対する健康保険組合連合会といった支払側ですら、反論の根拠とする。

浮上した薬剤師会の偽装疑惑に関して、関係者は一斉に不快感を露わにした。「中医協の威厳を損ねる」（支払側）、「コストと時間を掛けてやっているのに腹が立つ」（厚労省）、などと苛立ちを隠さない。一方、日本薬剤師会は「根拠データをいじっているとなれば、日薬は崩壊してしまう」とコトの大きさを自覚し、火消しに走る。しかし、火の手はすでに広がっていた。

偽装要請は調査票の到着直後

事件は地方都市で起きた。

山々に囲まれた盆地に所在する中核都市のA市は、何本もの河川が流れる「水と緑」の街。市内に位置するO薬局に、A市薬剤師会の〝関係者〟から電話が掛かってきたのは、厚労省から調査票が届いたわずか数日後、07年5月28日だった。

O薬局に勤める薬剤師の田中一郎さん（仮名）は8時半に出勤し、いつものように店舗の掃除を終え、白衣に着替えたところだった。電話が鳴り、受話器を取った事務員の女性が口にした薬局名は、Ａ市薬剤師会が運営する会営薬局の店舗名。

「『薬剤師に代わってほしい』と言ってますが」、そう取り次がれると、田中さんはコードレスの子機電話を取った。

「実態調査の依頼が来ていると思うが、黒字での回答を出すと、次回改定の際のマイナス材料にされてしまう。仮に黒字でも赤字での回答にしてほしい」

名前も肩書も一切名乗らず、よどみなく語り掛けてきた。最初、田中さんには何のコトだかさっぱりわからなかった。９時前の時間帯に、薬剤師会の店舗からの電話となれば、てっきり備蓄医薬品の小分けの依頼だとばかり思ったからだ。薬剤師会のその店舗と医薬品を融通し合うことなどそれまでなかったものの、それ以外に薬剤師会からの電話など考えられなかった。

ひと通り話を聞いたところで、これは「小難しい話だ」と感じた田中さんは「じゃあ店長に伝えておきますから」と返事をして電話を切ろうとした。すると相手は、今度はざっくばらんに、もう一度初めから諭すように説明し直した。

「改定に影響するから、できれば少なく見積もるように」

「中途半端に書くと、上にすぐバレてしまうので」

「実際の数字を書くと改定が悪くなる」

言葉を嚙み砕いて話してきた。医療経済実態調査について、詳しく知らない自分にすら理解できるような説明の仕方からすると、「何回も同じような電話をしている感じがした」と田中さんは振り返った。ただ、繰り返し強調された「改定に影響するから」という言葉は、いつまでも耳に残った。

田中さんからの報告を受けた松藤英男代表（仮名）は、この偽装要請に憤慨した。まず、どうしていち支部の薬剤師会が、自店舗が実態調査対象に該当しているコトを知っているのか、「国家情報を流す」厚労省を不振に思った。

同時に、企業コンプライアンス（法令遵守）やコーポレートガバナンス（企業統治）に則って「経営を行っている自社にあって、データを改竄することなど到底できない」という結論に至った。仮に「データが偽装だったことが公になった場合、薬剤師会が責任をとってくれるのか」と不信が募り、「薬剤師会に手を貸すのは断る」ことを決めた。「姑息な手段」を展開する薬剤師会に対して、内部告発に踏み切ったのだった。

松藤代表は、薬剤師会のデータ改竄要請は「ある種の犯罪行為」とまで言い切り、「非常に無責任な行動」を指示する支部薬剤師会を「悪質な偽善民間団体」とまで弾劾した。

厚労省が調査名簿を横流し

一方で、そもそもなぜ、厚労省は薬剤師会に調査に該当した名簿を渡していたのか——。

話は少し遡る。

当時、全国約5万薬局のなかから1ヵ月の処方せん枚数が３００枚を超える店舗を、日薬は毎年、調査していた。それまでに、約３万５０００薬局の名簿を厚労省に提出していた。厚労省はこの名簿をもとに、抽出率「25分の1」に則って約１５００薬局を毎年アトランダムに選出し、調査票を送っていた。事件発覚の07年頃には、すでに日薬からの名簿提供は受けていなかったものの、これまで薬局全体の名簿を日薬に依存してきた経緯から、調査対象を明記した「調査客体名簿」を日薬に渡す習慣は続いていた。

日薬はと言えば、所在地や連絡先が記された名簿を、それぞれの県薬剤師会に配布し、県薬剤師会は地域の支部薬剤師会に伝達するという流れができ上がっていた。いわば「古くからの慣習」(関係者)だった。

そうは言っても、事件のキッカケをつくってしまった格好の厚労省は、調査客体名簿を三師会すべてに提供していたことを認めたうえで、その理由について、三師会が「調査協力」していることと、「簡単な疑義照会を担っている」点を挙げた。ただし、厚労省内でも、三

師会への名簿の提供を把握している官僚は少数だった。実態調査を所管する立場の保険局保険医療企画調査室長ですら、

「知らない。何のために名簿を渡すのか」

と取材に対して、気色ばんだほどだ。厚労省としては、名簿を悪用する事例があるのなら、「名簿の取り扱いは再検討しなければならない」というスタンスに変わった。発覚した実態が「事実であれば、腹が立つ」とまで吐き捨て、犯行がいち支部によるものなのか、薬剤師会という組織を挙げて横行しているのか、その点に興味を寄せ、逆取材してきた。

　こうして、関係者の視線は、偽装要請が氷山の一角に過ぎないのか、または組織ぐるみかに移っていった。

　しかし残念ながら、地方薬剤師会のなかには、会員を集めた研修会で実態調査の調剤収入は「小さく小さく書くように」と言い含める幹部が存在することが、次第に明らかになった。ある調剤チェーン企業の関係者は薬剤師会からの偽装要請について、

「そんなコト、日薬の先生からはいっつも『赤字に書くように』って言われている」

一笑に付し、アッケラカンと告白した。薬剤師会の組織内部には、データ改竄を促す土壌はでき上がっていたようだ。事件の舞台となったA市薬剤師会関係者も、こうした会内に流れる偽装体質について、ひとごとのように肯定した。

「そういった（偽装の）意向は、日薬や県薬にもある」などと漏らし、支部組織に留まらない上部団体である県薬剤師会挙げての捏造を認めたのだった。一方、県の薬剤師会関係者は「医師会も薬剤師会も、みんなやっていることだ」と開き直り、同時に県内の関係者に対しては、改竄要請に関して緘口令を敷き、表向きには非関与を最後まで装った。

ちなみに事件が明らかになった07年は、1年間を表す漢字に「偽」が選ばれた。ひき肉、白い恋人、赤福、耐震、船場吉兆……と、この年は「偽装」が相次いで表面化した年だった。皮肉にも、薬剤師会も流行に乗ってしまった。

日薬は内部調査で幕引き図る

「改竄要請」報道を受け、日本薬剤師会は内部調査を実施した。日薬としては、かなり迅速な対応だったが、その内容はお粗末。47都道府県薬剤師会の保険担当役員に対して、確認しただけだった。当然、全県が「報道のような事例はない」と返答。〝自白〟に頼った、名ばかりの捜査だった。

徹底的に事実を解明するつもりなら、調査対象の1422薬局すべてに対して、手元にある客体名簿を活用して「聞き取り調査」を行うべきところだ。こうした点に、石井甲一専務理事は「そこまで突き詰めていく必要があるのか」と疑問を呈し、真相解明には踏み込まない姿勢を示した。

「薬剤師は真面目で悪いことをしない人種と信じている」

そう訴えたのが、石井専務の精一杯の〝釈明〟だった。

エピソード

先様にお願いして

医療経済実態調査「改竄」事件は特ダネ級の記事だった。第一報後、当事者である日薬の定例会見は続報を書くうえで、重要な取材機会に変わった。内部調査を公表した会見も、ピリピリとした緊張感が張り詰めた。

ただ、「犯行」を行った可能性のある「容疑者」に対して、捜査もせず、アリバイを確かめもせずに「尋問」しても、「自白」は得られない。県によっては、1軒1軒の薬局に聞き取り調査を行ったところもあったようだが、「報道のような事例はありません」という素っ気ない回答しか得られなかった。会見で、

「これで幕引きですか？」

質問すると、山本信夫副会長が、

「それは先様が、幕引きと言ってくれるかどうか、わかりませんから」

と答えた。メモを取る手を止め、顔を上げると苦笑いしていた。「先様」って誰だ？　日医？　厚労省？　健保連？　頭の中でクエスチョンマークが渦巻いていると、他社の記者が山本副会長にアドバイスした。

「幕引きにしてくれるか、本人に聞いてみれば」

すると山本副会長は私に向かって、

「どうですか？」

問われて初めて気がついた。先様とは、どうやら私のことようだった。幕引き係は記事を書いている私!?

07年当時、分業率は60%ちかくに達する一方、実際の分業は目を覆うような事例が表出し始めていた。分業バブルがひと段落ついても、調剤市場はバブル後の日本経済のような「大不況」には陥らなかった。そんな浮かれた気分のなかで起きた不祥事を、通知1枚の調査で逃げ切ろうとしていた日薬だった。

事件から2年後の09年2月、厚労省は10年度診療報酬改定に向けた医療経済実態調査に関して、中医協に手法の変更を提案した。「診療側関係団体に調査客体名簿は提供しない」方針を示したのだ。これに対して日本医師会は難色を示したものの、中医協委員長が「抽出が公平に行われるか懸念があるなら、公益委員がその作業に立ち会う」と引き取り、手法の変更を決定した。日薬を含めた、三師会への「調査客体名簿」の提供はこれで終わった。

08年日薬会長選挙
絶対不利を覆した児玉氏のキャラクター

08年の日本薬剤師会の会長選挙は「大番狂わせ」。ジャイアントキリングだった。3期6年の長期政権に入っていた現職の中西敏夫会長に対して、児玉孝副会長が執行部のなかから飛び出した選挙戦。結果は90対58の32票差で児玉孝副会長が勝利し、中西体制4期目を阻んだ。選挙前の下馬評は「接戦ながらも、中西優勢は崩れず」だったにもかかわらず、フタを開ければ「思った以上の大差」(関係者)の結末。投票結果が知らされると、会場からどよめきが起こった。ジャイアントキリングに薬剤師会が揺れた。

選挙直後の記者会見で児玉副会長は勝因について、日薬の会員が中西会長の「身体を心配したから」などと気を遣って見せた。一方、中西会長は後日、敗因を自身の「年齢」と吐露した。年齢からくる身体的衰えという捉え方で、奇しくも二人は一致した。しかし、「毎晩少なくとも6合以上呑む」という酒豪の中西会長はまだ71歳だった。厚生労働省が唱える「後期高齢者」の75歳にも届いていない。業界団体の会長としても決して高齢ではなかった。事情通は選挙結果をこう解説した。

「会員は変化を求めた」

長期政権を敷いてきた中西会長に対して、選挙戦で児玉副会長は変革を訴えた。この変化＝「チェンジ」を日薬会員は選択した、というのが事情通のスジ読みだ。変化を求める空気が、確かに日薬会員に漂っていたのは間違いない。それでも、当落を左右するほどの争点に「変化」を組上に載せ、その流れを自らに手繰り寄せたのは、他ならぬ児玉副会長自身だった。

02年の日薬〝本能寺の変〟によってトップに担がれた中西会長だったが、そのクーデターを仕掛けた「明智光秀」役のひとりが児玉副会長だった。中西会長は組閣で早速、児玉氏を常務理事に抜擢し、二人の蜜月がスタートした。

一方で当初、中西会長は1期2年のリリーフ登板、短期政権と見られていた。ところが、就任早々に日薬悲願の「薬学教育6年制」に道筋をつけたところから勢いに乗り、OTC薬の規制緩和問題、薬局の「医療提供施設」位置付けの医療法改正など、難題を次々にクリアしていった。自身が持つ「強運」を味方に付け、任期を伸ばしていったのだった。児玉副会長もまた、常務を1期務めた後の04年には副会長にトップ当選。7人が立候補した06年副会長選挙（第3章106頁）でも、獲得投票数1位をキープし、筆頭副会長の座を守り続けた。

二人の蜜月振りを内外に示したシーンが、06年の2・26事件冒頭だった。中西会長が演説のなかで、児玉副会長の名前を挙げ、実績を称えた場面だ。草稿にはなかった具体的な副会長の名前をわざわざ付け加えた。

しかし、振り返れば、二人の蜜月もこの頃まで。中西会長はその後、「なんでもかんでもひとりで抱え込む割に、結論がでないコトが多過ぎる」と周囲にグチをこぼすようになった。関係が決定的に崩れたのは、07年の参議院選挙だ。日薬唯一の擁立議員だった藤井基之氏の再選敗北で、関係は冷え切った。選挙の最終責任者である中西会長と、選挙を取り仕切る幹事長の児玉副会長は二人三脚であるハズだった。それが歯車は狂い、藤井氏の当選は叶わなかった。

「藤井さんさえ当選していれば、なんの問題も起きなかったのだが……」

日薬幹部は述懐したが、綻びは二人のキャラクターにも起因していた。中西会長と児玉副会長は正反対とはまでいかないまでも、性格はかなり対極にあった。

好々爺と独断実行

「鬼の中西」などと呼ばれた常務時代はともかく、70歳を越えた中西会長はある意味「好々爺」。会長になってから、ヒトを怒鳴るようなことは決してなかったという。「集団的指導体制」といった会務運営を掲げ、実務は担当役員に任せる姿は、部下を信頼する〝おじいちゃん会長〟に映った。

集団的指導体制は、良い面も悪い面もある組織の運営方法だったが、中西体制下では実に機能した。唯一の失政は、04年参院選挙への対応くらいだ。すでに指摘した通り、参戦か観戦か、方針を決め切れずにダッチロールした挙げ句に惨敗した国政選挙だ。集団では指導はできても、決断はできないという集団的指導体制の限界を浮き彫りにした出来事だった。しかし、これ以外では集団的指導体制は、見事に成果を上げた。背景には、自分たちが担いだトップはリリーフで、いつか担いでいる自分自身がトップに就く。そんな野心が、担いだ側にはあったからだ。

明智光秀役の3人はそう考えていたハズだ。自らが担当する仕事で実績を残し他の2人をリードしたいといった力学が働き、中西体制の成果につながったと言える。集団的指導体制は、中西会長自身にとって都合のいいシステムだったのである。そんな実情を自覚していたかどうかともかく、中西会長は飄々と会長職をこなしていった。

一方、児玉副会長は「ひとりでなんでもやり過ぎる」というのが周囲の評。独断実行というリーダーシップを前面に押し出すタイプだ。自身もそのあたりは自覚していたようで「我が強いと言われるのは不徳の致すところ」などと周囲に漏らしていた。

そんな二人だったが、中西会長を取り巻く側近はゆくゆくは児玉副会長に会長ポストは禅譲されると見ていた。ところが事態は裏腹に、参院選敗北によって中西続投の声が大きくなり、流れは変わった。

08年の日薬会長選挙は、機先を制するように児玉副会長がまず名乗りを上げた。直後に、中西会長も4選出馬を表明。投票日からはほど遠い07年12月のコトだった。

それから3ヵ月間、児玉陣営の選挙活動に中西陣営は首を捻った。「本気で当選する気があるのか」と呆れたのだ。児玉副会長が取った選挙戦術は、なんの変哲もない型通りの手紙による「お願い」や、ブロック長への挨拶などオーソドックスなものばかり。ただひとつ異彩を放ったのは「マニフェストの作成」だ。内容自体は、薬剤師の将来像の策定など目新しいものではなかったものの、自らの考えをまとめ公約として文書化したのは前例がなかった。

一方、中西陣営は「現執行部の幹部がマニフェストを作るのはおかしい」と取り合わなかった。現役の幹部は今後の施策を含め責任を担う。そういった立場の幹部が、所属する内閣とは異なった方針を示すのは矛盾しているというロジックだ。このため、「次期事業計画が現体制下の中西会長のマニフェストだ」などと訴え、児玉陣営の戦略を揶揄し、相手にしなかった。

ここに落とし穴があった。

なぜマニフェストを作成したのか、そのウラを探っていれば、大番狂わせは起きなかったかもしれない。

中西陣営の多くは地方の〝実力者〟たち。陰で物事を操る黒幕的存在の「フィクサー」や、最高責任者に影響力を持つ「キングメーカー」といった、ひと癖もふた癖もある重鎮が、集団的指導体制という組織運営に群がっていた。そして、彼らが力を発揮するのは、こうした会内の幹部役員選挙だった。

象徴的なのが06年の選挙。〝日薬2・26事件〟で、有能ではあるものの中西会長にとって扱いにくい存在だった漆畑稔元副会長を、組織的に追放するといった荒業をやってのけた。筋書を書いたのは、中西会長を取り巻くフィクサーやキングメーカー。そして動いたのは実働部隊だ。完全に票を読み切っての、漆畑氏の追放劇だった。

しかし、08年の会長選挙では、重鎮たちは児玉陣営を甘く見て、本気を出さなかったようだ。なかでもキングメーカーの一人は、8人が立候補していた激戦の副会長選挙に手を取られ、判断が「ブレてしまった」(関係者)。中西陣営の油断は、児玉陣営の選挙戦を分析したうえでの余裕で、裏付けがない自信ではなかったのだが、そこに落とし穴が潜んでいた。マニフェストを配布しただけの選挙活動は、周到にウラで票を積み上げていく「プロ」からは「素人」にしか見えなかったのである。

選挙10日前の段階でも、中西陣営は「85票は確実。90票はいくかもしれない」などと票読みしていた。この時点での「劣勢」について児玉副会長は「なんとしても勝つんだとか、負けたらお終いという気持ちはなかった」と後々語っている。

こうしたところにも児玉副会長の性格がよく表れている。ものごとを楽観的に捉える。この性格もまた、中西陣営の油断に拍車を掛けたようだ。ただし、児玉副会長は楽観主義だけではなかった。選挙期間中、6年振りにある薬局を訪ねていたのだ。

佐谷元会長の影響力

児玉副会長が訪れたのはアスカ薬局。店主は〝本能寺の変〟で児玉副会長自らが矢を放った相手、佐谷圭一元会長だった。頭を垂れアドバイスを求めた児玉副会長に対して、佐谷氏が授けた策が「マニフェストの作成」だったのである。さらに、佐谷氏は児玉支援を決め、自身の出身母体である日本薬局協励会の白木太一郎会長に「児玉応援」の電話を入れた。

日本薬局協励会は約３０００人程度の組織で、日薬の代議員として名を連ねるのは少数に過ぎない。しかし、影響力があった。協励会の会員薬局は、調剤とＯＴＣ薬、化粧品の３本柱で経営する昔ながらの薬局が多い。分業バブルに浮かれた調剤専門薬局とは線を引く。地に足付けた会員であるがゆえに、地方の薬剤師会の副会長や常務理事など要職に就いている。派閥に左右されることもないため、彼らの意見は公平中立な響きを持って周囲に伝わる。つまり、協励会関係者の発言が最後に利いたのだった。

日薬の幹部選挙は、副会長選挙については大票田の地域同士による「バーター取引」が成立する一方、会長選は「人気投票」的な色彩が濃い。「自分の船の船長を選ぶ時、乗っかっている方からすれば、誰に自分の命を預けられるか、誰が一番安全かで選ぶ」というのが佐谷元会長の持論だ。

迎えた選挙当日。児玉副会長を侮っていた中西陣営は、最後のツメも甘いまま、立会演説、投票に臨んだ。まだこの時点でも、水面下の劣勢に中西陣営は気付いていなかった。最後の演説でも余裕の中西会長は「好々爺」の地が出て、トップとしての頼りなさを逆に晒してしまった。対して、語尾をしっかりと話す児玉副会長の演説には力があった。１５０人の代議員は、投票する直前で重鎮からの要請の言葉は頭から消え、船長を決める選挙であることに気が付いた。

新会長の誕生にどよめく会場を後にして、中西陣営のひとりが呟いた。

「無党派層が動いた」

しかし、無党派層を動かしたのは、自分が追いやった相手にさえ、平気で支援を求めた児玉副会長のキャラクターだった。

エピソード

運だけのヒト

中西敏夫会長は〝本能寺の変〟を経て初当選した02年2月の記者会見で、私の記事を「どっかの紙に書いてありましたな」などと「紙」呼ばわりしてみせた。その直後に、就任インタビューを申し込むと、

「アンタのところは、どうせ原稿を事前に見せてくれないんでしょ」

などと、さらに敵対視してきた。

「そんなに見たいですか」と聞き返すと「見たい」というので、異例だったがゲラ刷り

原稿を送った。翌日、真っ赤に校正されたゲラが返ってきた。けれど、そんな修正、まったく無視して、最初の原稿通りに掲載した。

「見せる」とは言ったが「直しに応じる」とは言っていない。けれど、掲載誌ができ上がっても、中西会長はなんのクレームも付けてこなかった。その時は意外に思ったが、中西会長はそういうヒトだった。

当初、1期2年のリリーフ登板と見られていたものの、あれよあれよという間に難題を解決し、いつのまにか長期政権に入っていた。そんなところも中西会長らしかった。

私は2年に1度の日薬会長選が近付くたびに、立候補が予想される候補の顔写真をズラリと並べ、当落予測を記事にしていたのだが、ある時、中西会長の「強運」を強調した原稿を掲載した。任期中に成し遂げた重要課題はどれもリーダーシップによるものではなかったからだ。記事を読んだ中西会長は、

「どうせオレは〝運だけの男〟だからな」

絡んできた。

「なにを言ってるんですか。ちゃんと『運も実力のうち』って書いてあるでしょう。決して『運だけ』だなんて書いていません」

言い返した。けれど、中西会長は余裕の微笑みを浮かべた。別に怒ってなどいなかっ

た。どちらかと言えば、満更でもなさそうだった。そういう懐の深さがあるヒトだった。

08年の会長選落選後、日本酒一升瓶をぶら下げて最後のインタビューに向かった。サバサバと敗者の弁を語っていたのが印象的だった。別れ際、一冊の文庫本を手渡された。

『福田 vs.小沢 大連立の乱！』（大下英治著）だった。

「もう読んだから、あげる。こういう政治の本が好きでね」

ボソッと呟いた。

「せっかくだから、サインしてください」

「いや、サインはいい」

いくら頼んでも、サインには応じてくれなかった。

調剤ポイント
ドラッグストアの勝利、サービスは不滅か

２０１０年、ドラッグストアがとんでもない〝サービス〟を始めた。「調剤ポイント」だ。

街の小売店舗で日常化しているポイントカードサービスは、消費者が支払った代金に応じ

てポイントをゲットでき、貯めたポイント分を買物時に「値引き」として使えるシステムだ。このサービスに、患者が薬局で支払う一部自己負担金にまで対象を広げたのが調剤ポイントだった。

調剤併設のドラッグストアでは、ポイントによって値引きされる商品が豊富にあり消費者のハートをがっちり摑んだ。クスリの支払いに負担を感じていた高齢者や長期処方を受ける生活習慣病患者、また、根本的にポイントが大好きな主婦層などから支持を得た。

調剤ポイントの広がりとともに、ドラッグストア企業の調剤部門の売上も拡大していった。主要各社は10年以降、対前年比二ケタ増を記録し、20％以上増加したドラッグストアチェーンも出現した。それ以前から、郊外店舗を中心に調剤売上を伸ばしていたという背景も手伝って、調剤事業は急成長していた。

店舗面積の広い郊外の調剤併設ドラッグストアは、商品は多岐にわたり、ラインアップも幅広い。処方せんを薬局の受け付けに出した後、買物することで「待ち時間」を感じずに済む。駐車スペースも充分確保されていることから、患者や消費者にとって利便性は高い。

ちょっと想像してみよう――。

冬のある日、郊外に住む主婦のヨーコさん（仮名）は、子供が熱を出したため車で病院に向かい受診する。処方せんを受け取って、立ち並ぶ門前薬局を覗くとどこも患者で溢れ、空気も悪そう。子供を連れて入るのは躊躇した。その時、ハッと気付いた。国道沿いのドラッグストアに掲げられていた「処方せん、受け付けます」のノボリを。

車を飛ばし、ドラッグストアの駐車場に横付けしたヨーコさんは、子供を車に残し、調剤受付に処方せんを出した。

待ち時間、カートを押しながら買物でもして時間を潰すことにする。店内を回っていると、風邪を引いた子供のマスクやら、おじいちゃんの介護用おむつ、飼っているポチのドッグフードなどが目に付きカートに入れていく。時間はあっという間に過ぎて、慌てて調剤受付に戻ると、すでにクスリはできあがっていた。あとは会計だけ。たくさんの買物も車で来ているから心配ない。風邪で具合の悪い子供も、座席に寝かせてある。

「ドラッグストアって、なんて便利なの！」

これからは、クスリはドラッグストアね、などと思って財布を出すと、

「えッ、ちょっと待って。おクスリ代にまでポイントが付くの!!」

ポイントを貯めるのが大好きだったヨーコさんは後日、近所の主婦仲間にドラッグストアの素晴らしさをおしゃべりする――。こんな具合に、ドラッグストアで調剤する患者ビヘイビアは、口コミとともに広がっている。

一方で、調剤ポイントサービスは水面下で駆け引きが繰り広げられた〝政争〟でもあった。

争点は健康保険法の「値引き」

調剤ポイントの争点は健康保険法が禁止する「減免行為」（値引き）に当たるかどうかが、まさにポイントだった。医療保険の世界では値引きが始まると、「安さを売りにした、いいかげんな医療が出て、ひいては患者の生命に影響する」といった文脈で、値引き行為を禁じている。健康保険法72条に基づく省令「保険薬局及び保険薬剤師療養担当規則」では、患者が薬局で支払う一部自己負担金への減免を認めていない。貯めたポイントを調剤の支払いに使うコトはできない。問題は「では、調剤の支払い分をポイントとして貯めるコトは違法かどうか」だった。ここが争点。

10年の秋頃、あるドラッグストアチェーンが調剤ポイントサービスを開始した。この企業は、厚労省保険局医療課に患者一部自己負担金をポイント対象にできるか、問い合わせた。医療課の答えは、

「そもそも、調剤での医薬品代金の支払いに対するポイント付与について、制限するものはない」だった。さらに、この内容をダイヤモンド・リテイルメディア社が『ドラッグストアニュース』（現ダイヤモンド・ドラッグストア）誌10年10月号で「調剤ポイント実質解禁 調剤併設ドラッグストアで動きが活発化」と報道した。たちまち大反響を呼んだ。

記事を読んだ日薬の児玉孝会長が記者会見で取り上げると、事態はさらに拡散してしまった。児玉会長としては「値引き行為にあたり健保法違反」と問題視したかったようだが、逆に調剤ポイント解禁を全国に知らしめる結果を招いてしまった。しかも続けざまに政府に対して同様に、調剤ポイントサービスの是非を問い質したところ、ここでも容認。調剤ポイントは完全にお墨付きを得た格好となった。

ただし、医療課と政府の見解は、調剤ポイントのすべてにゴーサインを出した訳ではなかった。見解は〝全肯定〟するものではなかったのだ。グレーゾーンにあることも臭わせていた。この点を突き、薬剤師会だけでなく医療関係者は一斉に反対を表明。厚労省はこうした関係者の要請を受けるかたちで、11年11月の中央社会保険医療協議会に療養担当規則上の「禁止」を提案し、すんなりと決定した。

ところが、これで終わらない。

今度は、日本チェーンドラッグストア協会が猛反発。一旦容認したサービスを禁止する決定に、猛然と抗議したのだ。コトが大きくなった12年2月、厚労省は決定していた4月からの「禁止」を半年間の「延長」に改め、時間稼ぎに走った。さらに、延長期限を迎える10月にはもう一度、半年間の「執行猶予」を通達。のらりくらりと、結論を先延ばしにした。要は、完全「禁止」に踏み込めなかったのだ。

執行猶予の期限から、４年ちかく経過した17年1月になって、ようやく厚労省は関係者に「事務連絡」した。調剤ポイントを「医療保険制度上、ふさわしくない」としながらも、「当面」は、患者自己負担分にポイントを使用するケースや、１％を超えるポイントの付与、大々的な広告宣伝に対してだけ「個別指導」するというものだった。すべて、日本チェーンドラッグストア協会がすでに自主基準として設定し、会員企業に「してはならない」違反事例として周知していたものだった。つまり、現状を追認しただけだ。

厚労省の事務連絡という「結論」を受け、ポイント反対派の日薬は「今まで何もしてくれなかった面では一歩踏み込んでくれた」と一定程度評価した。そのうえで、事務連絡はあくまで「第一弾」であり、「今後禁止の方向に向かう」などと強がって見せた。負け惜しみの感は拭えない。対して、ドラッグストア協会は「大岡裁きに近い。大変良かった」と名奉行による公正で人情味のある裁定を引き合いに、満足感を示した。そして、「事務連絡」以上の指導があった場合には「裁判に訴える」と牽制するのも忘れなかった。

厚労省が通知で示した通り、調剤ポイントは健保法上「ふさわしくない」＝「原則禁止」という位置付けに変わりはない。ただし、「完全禁止」＝「法律違反」となるかはグレーゾーンだ。最終決着は司法判断しかない。けれど、すでに10年ちかく続くサービスを法的に訴えるのはポイントを支持する患者、主婦を敵に回すことになる。

厚労省内には、13年1月のＯＴＣ薬インターネット販売裁判で敗訴した記憶も新しく、法廷論争には持ち込みたくないという思惑が見え隠れした。つまり、定着した「既得権」に、日薬も政府も簡単には手を出せないというパワーバランスが、このサービスの継続を支えている。

エピソード

調剤事業驀進　ウエルシア薬局のハンバーグ

調剤併設型ドラッグストアは１２８４店舗、調剤売上高は対前期比13・1％増の１２９８億円（19年2月期）というドラッグストアチェーン最大手のウエルシアホールディングス。実は、調剤ポイントを厚労省医療課に問い合わせ、最初にスタートさせたのは同社だった。

一方、ウエルシアと言えば、積極的なＭ＆Ａ（合併・買収）で業界ナンバーワンに上り詰めたドラッグストア企業だ。13年にトップに就いた池野隆光会長は、Ｍ＆Ａで集まった社員を束ねる経営者。会長の人柄と人望が、社内に派閥をつくらない風通しの良さにつながっている。

そんな池野会長の自慢が、同社オリジナル製品の「ハンバーグ」と「餃子」。特にハンバーグは、淡路島産のタマネギを使った〝こだわりの一品〟だ。

「商品開発の担当には『いいか、10人いたら10人全員がおいしいというものはつくるな。5人がまずいと言い、3人がまあまあと言い、2人がまた買うというものをつくれ』と言って、つくりました。みんなが『おいしい』というのを突き詰めていくと○○社と同じ味になってしまう。それじゃあ、ウチがつくる意味がない」

会長がそう檄を飛ばしてでき上がったハンバーグは、某社の3倍の価格になってしまった。ところが、ウエルシア店舗での売上個数は同数。すなわち、利益はニンマリだ。ウエルシアの記者懇談会では、自慢のハンバーグと餃子が振る舞われる。池野会長に勧められて、試食した。

「どうだ？　うまいだろ」

得意気に尋ねる会長に、

「別にとりたてておいしくはないです。フツー」

正直に応えた。

「ええ～どこがまずい!?」

問い詰められた。

「池野会長、多分、私は10人のうちの5人の方だと思います」

「なにぃ〜」

「だって会長言ったじゃあないですか、2人がまた買ってくれればいいって。会長の言う通りの味」

トドメを刺した。

「生意気な。今度、お前が『うまい』って言うのをつくってやる」

苦虫を噛み潰していた。

エラい人にも本音と建前があるのを、その時うっかり忘れていた。ただし、記者とざっくばらんに語る池野会長の人柄が、ウエルシアの旨味、いや強味だ。好調なドラッグストア企業の一端が窺える。

その池野会長は19年6月に日本チェーンドラッグストア協会の会長に就任した。やや〝踊り場〟に差し掛かり停滞するドラッグストア業界において、その手腕に期待が集まる。ウエルシアの改良ハンバーグの味とともに、眼が離せない。

第4章

2012年〜2018年

バッシングから「覚悟」への道

12年から18年にかけては
02年の第一次分業バッシングに続き、
第二次分業バッシングが湧き起った。
さらに相次ぐ薬局不祥事が
火に油を注いでしまった。

日医会長の第一声に業界関係者が仰天

２０１２年４月、国内最強の〝圧力団体〟日本医師会（日医）の会長に当選した横倉義武氏の第一声に、業界関係者が跳び上がった。

「医薬分業が患者、国民のためになったのか、よく考えないといけない」

温厚な人柄で知られる横倉会長が就任早々口にした批判は、その後の医薬分業を暗示しているようだった。翌日、日医会長の発言を受け、日本薬剤師会（日薬）の児玉孝会長は、

「分業が患者や医療機関にどんなメリットがあるのか、推進してきた立場から、きちっと検証しエビデンスを示したい」

殊勝に応じたものの、その後明確なエビデンスは公表できなかった。それもそのハズ、直近の12年度調剤報酬改定（１６０頁）では、薬剤師にとって〝都合のいい〟調剤報酬の組み直しに成功していたからだ。日医会長の苦言など、どこ吹く風。この時点ではまだ、分業が批判に晒される事態に発展するなど想像していなかっただろう。しかし分業は、医師会だけでなく、患者や市民からも責め立てられることになる。現在も続く第二次分業バッシングは、この日医会長の発言が発端だ。

日医の横倉会長は４月４日の就任会見で、12年度に40兆円を突破する見通しの医療費に関連して、

「薬の飲み残しだけでも８０００億円あると言われる。ムダな医療があるなら解消しないといけない」

「医薬分業で医療費がどれだけ伸びたのか、検証しなければ」

「もともと調剤は診療報酬のなかで10％もなかった。それが今、相当伸びている。本当に医薬分業が患者、国民のためになったのか、よく考えないといけない」

立て続けに、分業に対する懐疑的な見解を発した。日医の会長が就任直後に、同業他者の〝医療〟を槍玉に挙げるというのは尋常ではない。

12月には、今度は日本病院会の堺常雄会長が定例会見で、膨張する調剤医療費に対して「患者のためになっているのか」と疑問視した。日本病院会の常任理事会では分業が組上に載り「なけなしの知恵を絞って約30兆円（診療報酬）の配分を考えていることを踏まえても、看過できない」と憂慮する意見が出ていた。

続いて13年1月の中央社会保険医療協議会では、日医の鈴木邦彦常任理事が「調剤薬局の数は、コンビニよりも多い５万５０００ヵ所もある」と実態を示し、調剤医療費の増大を指摘。10年度には国民医療費の６分の１を占める６兆１４１２億円に達するとまで強調して、次回

14年度診療報酬改定の財源捻出は調剤にターゲットを絞る意向を表明したのだった。02年に続発した調剤過誤問題（第2章95頁）によって分業が叩かれて以来の、第二次分業バッシングの始まりだった。

日薬が一般紙コラムに抗議

13年1月31日の朝日新聞の小さなコラムに、日薬は神経質に反応する。「第一線で活躍する経済人、学者など社外筆者」が担当するという『経済気象台』。「調剤薬局は花盛り」のタイトルで分業が取り上げられた。

コラムでは、商店街の新規開店のなかでも「目を引く」のは学習塾と調剤薬局で「大病院があるわけでもないのに不思議と調剤薬局が乱立している」と筆者は首を傾げる。理由は、分業推進のため技術料を高くした結果、調剤医療費は急上昇していると続け、「このデフレの世の中、こんなに成長著しい業態は珍しい」と驚いて見せた。調剤薬局各社は「どこも増収増益」で、薬剤師の求人広告は「高収入、高待遇」、大手調剤チェーンの社長の報酬6億円超は「世間を驚かせた」。これはもう「調剤薬局バブル」で「放置すべきではない」と迫り、「新政権は早急に対策に乗り出すべき」と説いたのだった。

ややステレオタイプな論旨ではあるものの、こうした見方をする識者がいても不思議ではない。

このコラムに対して日薬は、指摘するほど調剤医療費は急増していないし、薬剤師は処方せん通りに薬を揃えているだけではないと反論した。医薬品卸売販売額が95年の5兆３７００億円から10年の７兆６９００億円と増加しているのは「高齢化による患者増」や「薬物治療の高度化」「長期処方の導入」によって、薬剤料が増えた結果だと主張したのだった。あくまで、診療費に含まれていた薬剤料が病院から薬局に移行したのであり「調剤報酬が急増しているように見えるだけ」と訴えた。薬剤師の業務は「医師の処方せん監査」やＯＴＣ薬、サプリメントとの「飲み合わせの確認、飲み残しの確認」を挙げて、「一方的解釈によって読者をミスリードするような論を展開した」と抗議したのである。

もっとも、調剤金額の高騰理由を「高齢化」や「高度化」「長期処方」と解説しただけで、裏付ける客観的データは用意せず、薬剤師の仕事についても、科学的エビデンスなど提示しなかった。日医会長の問題提起から約10ヵ月の間、自らのエビデンスをまとめていなかったのだ。

日薬に対する朝日新聞社の回答は、「今回いただいた指摘は当該コラム執筆者に伝えるとともに、今後の報道にあたって参考にさせていただきます」という素っ気ないものだった。

甘々の医療課によってウハウハだった薬剤師

12年度の調剤報酬改定のポイントは「薬剤服用歴管理指導料」の再編だった。薬歴に基づいて重複投与や相互作用、アレルギーなどを確認し、医薬品の副作用や服用に関して情報提供することで算定できるのが、10年度までの「薬剤服用歴管理指導料」（30点）。これに、お薬手帳を使用した情報提供によって加算される「薬剤情報提供料」（15点）を統合し、新たな「薬剤服用歴管理指導料」（41点）に組み直した。

この新・薬歴管理指導料は「残薬の確認」や「後発品に関する情報提供」「お薬手帳を通じた情報提供」の3点を新規算定要件として加えた。

ところが、厚生労働省保険局医療課は、患者が手帳を断固拒否した場合には「これだけ説明しても断られたと『記録』することがあり得る」などと注釈し、手帳がなくても算定可能であることを示唆してしまったのだ。

手帳を「忘れた」患者にも、必要な情報を記載したシールの提供で「算定可」と通達した格好だ。これでは、従来30点しか取得できなかった薬局のほとんどが41点を取れることにつながる。

　調剤報酬引き上げ財源３００億円のうち大半の約２７０億円を、この新・薬歴管理指導料に投入したため〝左団扇〟の薬局を増やす結果になった。保険局医療課は、東日本大震災ではお薬手帳が医療スタッフ間の服薬情報「共有」につながった点を挙げ、点数再編によって「薬歴と一体的な情報提供、薬剤管理指導を行える」と意義を強調したのだが、実際の運用は甘々だ。

　一方、従来の薬剤情報提供料まで得ていた薬局は４点の減額になってしまった。患者サービスに熱心だった薬局は技術料が下がり、努力をしない薬局が上がるという、どうにも矛盾した結果を導いてしまったのである。すべては運用方針の甘さが原因だが、「頭も使わず」「汗もかかない」技術料を手厚く盛った医療課の功罪は、その後問われるコトになる。

日薬大阪学術大会
分業バッシングの急先鋒が殴り込み

13年9月22日と23日に大阪市で開催した日本薬剤師会学術大会は、活況を呈していた。過去45回の大会のなかで最高の1万５１３５人が参加し、開会式には現職の厚生労働大臣が直々に挨拶。ちなみに1万５０００人超という参加人数は、その後の東京大会を含め、更新されていない最高人数だ。日薬の児玉孝会長が自身の出身母体であり、お膝元でもある大阪府薬剤師会に動員をかけ、達成したというウラ事情があったにせよ、多くの薬剤師を集めた事実に変わりはない。初日の記者会見で、児玉会長は上機嫌だった。

「大阪での学術大会は３回目。また日薬１２０周年という節目の大会に現職の田村（憲久）厚労大臣に出席いただいたのは大変ありがたいこと。（分業は）一歩一歩前進しながら、時代に応じて間違いなく進んでいる。心強く思っている」

感慨深げだった。しかしその数時間後、日本医師会の鈴木邦彦常任理事の特別講演で会場のムードは一転する。

13年は、医薬分業に対するバッシングが日に日に激しさを増していた。そんななかで日薬は、批判の急先鋒である日医の鈴木常任理事を自団体の学術大会に招聘したのだった。医師会からの分業バッシングに対して、鷹揚な姿勢を内外に見せつけたかったのかもしれない。しかし、これが完全に裏目に出る。〝敵陣〟に乗り込んだ鈴木常任理事は、いつものように言葉遣いは丁寧ながらも語尾は激しく、早口で分業批判を連発した。

調剤報酬の突出した伸長を、総医療費、1日当たり医療費、受診日数、1施設当たり医療費のケースで、次々と論破。

「調剤だけが伸び、われわれ（医科）と比べ順調な経営をされている」

「（薬局のほうが）今や売上が多い」

「われわれのなかで1番大きい整形外科をも逆転している」

調剤医療費の突出振りを並べ立てた。

鈴木常任理事は、日医のなかで医薬分業や調剤報酬、スイッチＯＴＣ薬などを担当し、薬剤師会が進める施策の前に立ちはだかる。ただ、実際の話し振りは早口ながらもソフトで、決して好戦的ではない。しかもロジックはしっかりしていて、研究熱心。医師会代表という立場上、攻撃的な発言はするものの、制度のメリットとデメリットに精通している人物だった。ただ、話す内容自体が深部まで抉っているため、文字にするとセンセーショナルになってしまう。そこが微妙な点でもあった。

日薬学術大会講演で鈴木常任理事は〝決め〟にかかった。

「今や診療所よりも門前薬局の方が、売上が多いと感じる。まるで母屋（病院）でお粥をすすっているのに、離れ（薬局）では、すき焼き食べている」

「お粥」と「すき焼き」という厭味に、観衆の薬剤師は呆気にとられた。さらに、

「われわれのマイナスが調剤のプラスになっている」

「薬剤師は包装されているのを袋詰めするだけ」

「日薬は薬剤師を代表する組織か」

などと批判を連発。今後は、分業のメリット検証や院内と院外の点数格差是正のほか、医科・歯科・調剤の「配分比率の見直し」の必要性を唱え、講演を結んだ。

会場からはパラパラとした拍手とともに不穏な空気が漂った。会場に詰めかけた薬剤師たちは明らかに苛立っていた。

ところが、座長を務めた日薬の三浦洋嗣副会長は「耳の痛い話もあったが持ち帰り、明日からの業務につなげたい」などとまとめ、会場から質問を受け付けることも、鈴木常任理事に反論することもなく、講演の終了を宣言してしまった。会場を後にする薬剤師からは、

「鈴木さんの指摘には間違いもあった。なぜ質さないのか。言われっ放しじゃあないか」

「分業をバカにしている。どうしてあんなヒトを呼んだんだ」

「反論しないと認めたことになる。これじゃあ会員が浮かばれない」

非難の矛先は、むしろ日薬執行部に向かった。

定例会見で反論「せいぜいサンマ定食」

学術大会4日後の9月26日、定例記者会見で日薬の生出泉太郎副会長は、鈴木常任理事の講演について、「(ある程度)話すだろうなと、知ったうえでお願いした」と経緯を説明した。そのうえで、現在日薬が取り組んでいる「薬剤師業務の見える化」を進めることで、反論は「正々堂々と言える場できちっとすべき」と「大人の対応」を強調した。ただし「すき焼きを食べている」部分に関しては、

「すき焼きは食べていない。せいぜいサンマにご飯」

などと当てこすった。

ところが、この「サンマ定食」発言が、また会員の反発を買ってしまう。

「ピント外れだ」

「反論になっていない」

会員薬剤師の憤懣はむしろヒートアップした。事態を重く見た児玉会長は、三浦副会長に収

拾を指示。三浦副会長は「反論の場」としての〝取材〟を私に依頼してきた。大阪学術大会での「すき焼き三昧」発言を大きく扱い、続く「サンマ定食」反論も記事にしたのは私だけだったからだ。

マンツーマンで向かい合うなか三浦副会長は調剤や分業に関して「一部誤解がある」と口を開いた。分業のメリットは、①医師は好きな薬を処方できる。処方にシバリがない、②後発品促進に貢献している、③患者に薬の中身がわかるようになり、情報が開示された、④お薬手帳は分業が貢献していることの表れ――と4点を挙げた。調剤医療費の伸長は入院外の医科診療費が調剤へシフトしただけで、「分業だけが儲かっている訳ではない」と胸を張った。説明を終え満足したのか、エッヘンという声まで聞こえてきそうだった。

しかし、三浦副会長の自信とは裏腹に、これでは「反論」になっていない。単なる「説明」に過ぎない。日薬の主張を最後まで辛抱強く聞いていたものの、反論を記事にすることはなかった。分業バッシングを仕掛ける相手の団体屋が懐にまで踏み込み言い放ったのだ。日薬も団体屋として、日医に向かって直接、言い返すべきところだ。

「厭味には皮肉で返すくらいでないと。今の話では、日医を黙らすことなど到底できないでしょう」

指摘すると、三浦副会長は「そうだね」とボソッと呟いた。それでも気を取り直したように、

12年度医療費のなかの医科「入院外医療費」を持ち出して、分業の伸び分を差し引いても医師側の点数の方が「伸びている」と分析して見せた。

「どっちがお粥かと思う」

精一杯、皮肉を振り絞ったようだったが、訴える相手が違うコトにまだ気付いていなかった。それは指摘せず、取材を終えた。

エピソード

文学的〝素養〟

日薬大阪学術大会も終わり、しばらくして日医の鈴木邦彦常任理事にインタビューする機会が訪れた。話題が調剤薬局チェーンの高収益に及ぶと、

「そういう話をすると、またこの間の話（すき焼き三昧）になってしまい、記事にされたりするからなぁ」

と苦笑い。私が書いた詳報を引き合いに、

「あんまり書かないでくださいよ。尾ひれがつくから」

実は、記事では「母屋でお粥をすすっているのに、離れではすき焼きを食べている」

と書いているだけで「すき焼き三昧」とは書いていない。ただ、それではインパクトに欠けるので、見出しに「三昧」を加えた。確かに〝尾ひれ〟は付けた。

「しっかし、業界紙の記事をよく読んでいただいてますよねぇ」

苦笑いしている鈴木常任理事にそうと返すと、

「購読していますから」

という答え。さらに、

「御社には、文学的素養のお有りの方がお書きになっているようで。小説家にでもなった方がいいんじゃあないですか。（学術大会の）講演で『会場からはパラパラとした拍手』と書かれていましたが、私には盛大な拍手に聞こえましたよ」

厭味も忘れなかった。仕方なく、

「一連の記事を書いているのは私です」

白状すると、

「ああそうですか、文学部卒ですか？」

というトドメのひとこと。

やれやれ、さすが日医の論客。記者への皮肉も心得ていた。

14年日薬会長選挙
「東西対決」も、静かな「弔い合戦」

14年2月の日本薬剤師会会長選挙は、東京都薬剤師会（都薬）会長で前・日薬副会長の山本信夫氏が、現職の児玉孝会長を「89対60」の29票差で破って当選を果たした選挙戦だった。長年トップを窺っていた〝本命〟山本氏が、児玉氏の４期目を阻止し、満を持しての日薬会長の座を奪った戦いだ。

言い換えれば、02年の日薬〝本能寺の変〟の後、ずっと続いていた「戦国時代」に終止符を打った選挙戦でもある。佐谷圭一元会長が３期目を断念したクーデター〝本能寺の変〟首謀者３人の最後を締めくくる戦い、といったところだ。

クーデター直後、次期会長にもっとも近いと目されていた漆畑氏はすでに06年選挙で、やはり策謀によって敗れ（日薬2・26事件：１０６頁）、08年には４期目をめざした中西敏夫氏に対して執行部内から飛び出した児玉氏が会長の座を射止めた（08年日薬会長選挙：１３６頁）。その後、児玉氏は３期６年の長期政権を維持し、この14年の会長選で宿敵・山本氏と相まみえたのだが、最後に敗れたという荒筋だ。

一方で、14年会長選挙は、児玉会長の地元が「大阪」で山本都薬会長が「東京」というバックボーンから「東西対決」といった見方が広がっていた。東対西というわかりやすい構図を周囲は描きたがる。しかし、深層は違った。

東京と大阪の幹部は水面下で早々と〝和議〟を結んでいたのだ。業界マスコミなどによって東西対決などと煽られていたものの、実際は東京と大阪はすでに手を握っていた。つまり、勝負は早い時点でついていたのである。そんな背景もあって、選挙戦は盛り上がりに欠けた、しらけた戦いに終始した。ただそのなかで、カギは九州にあった。選挙2週間前の2月9日、肝硬変で急逝した日薬副会長で〝九州のドン〟小田利郎氏が、この会長選挙のキーパーソンだった。敢えて見出しをつければ14年の日薬会長選挙は、彼の「弔い合戦」だった。

キャスティングボート握った九州山口連合

小田副会長は長年にわたり福岡県薬剤師会の会長を務め、九州全体を仕切っていた。豪放磊落な人柄で、押しの強い親分肌。ただ、すこしばかり「べらんめえ調」が過ぎるヒトでもあった。

この地域には、九州7県と沖縄、山口を加えた「九州山口連合」（九山＝きゅうやま）と呼ばれる、日薬のなかでは独特な組織体が存在する。九山連合は独自に「学術大会」を開催するなど、枠に収まらない活動を展開していた。ただし、あくまで「非公式」の集まりだ。薬剤師会には地域ごとに設置する「ブロック会」はあるものの、九山連合はこのブロック会には属していない。にもかかわらず、執行部選挙の度にキャスティングボートを握る存在だった。小田副会長は、その九山の親分だった。

日薬の会長、副会長を決める総会（代議員会）を票数的に見ると、東京と大阪がライバル関係にある。当時、東京を中心にした関東7県の代議員数は合計で37人に対して、大阪を中心とする近畿が31人で拮抗した。このふたつの大票田の次にくるのが九山で、その数23人。1県ではせいぜい5、6人という小所帯の九州各県が、山口や沖縄を加えひとかたまりになることで勢力は拡大し、同時に発言力も増す。

東京関東は九山を味方に付ければ60票と勝利が確定する、過半数75票に限りなく近付く。それは大阪近畿にも当て嵌まる。当時の九山の結束は固く、親分の号令によって投じられる票は固かった。候補者にとって、味方に付けるか、敵に回すかで情勢は大きく変わる。だから、キャスティングボートを握っていたのである。

そんな九山連合の親分だった小田氏は、現職の日薬副会長。児玉会長を支える立場の「体制側」だ。当然、九山の票は児玉会長に付くと見られていた。

ところがどっこい、14年の会長選挙で山本都薬会長を担ぎ出したのは小田副会長本人だった。

九山の票を差し出し、超慎重派とされていた山本氏の重い腰を上げさせ、現職で4期目を狙っていた児玉会長に弓を引いた。

しかし、山本氏の背中を押した直後、13年暮れに肝臓がんが見つかり入院。翌年1月、病床に九山幹部を呼び寄せ「山本を頼む」と後を託し、さらに日薬関係者にも山本新会長の意向を伝えた後、亡くなった。享年65歳だった。

九山連合は小田副会長の急逝によって、「弔い合戦」へと結束が増した。こうして、1月という選挙投票日まで一ヵ月以上を残した早い段階で、雌雄は決した。児玉会長の側近である小田副会長が山本擁立に動いたとなれば、現体制の崩壊は知れ渡る。また、東京関東と九山が手を組んだことで、他の県薬も勝ち組に乗ろうとする。強い側に付けば選挙後の自らの処遇も安泰、などという組織内選挙にありがちなビヘイビアが現れる。

早い時点で、山本勝利はほぼ確定的となった。大阪近畿も体裁上は児玉支援で動いたものの、執行部は山本都薬会長との敵対関係をすでに解消していて、「なにがなんでも巻き返す」という雰囲気にはならなかった。

選挙自体が、九州以外は「シーンと静まり返った」（関係者）どこか、冷めた選挙戦へと移っていたのである。しかし、盛り上がりに欠ける会長選挙は、児玉体制3期6年間に原因があり、さらに候補者二人のパーソナリティにも要因があった。

児玉会長の3期6年

振り返れば、08年に念願の会長ポストに就いた児玉会長だったが、スタートから波に乗れずにいた。なぜなら、中西敏夫前会長時代に薬剤師会としての大きな目標はすべて達成されていたからだ。

最大の悲願だった「薬学教育6年制」や薬局の「医療提供施設」への位置付け、改正薬事法も08年の時点で大筋は決まっていた。児玉執行部は、前政権が終えた「悲願」の環境整備といったいわば〝地ならし〟的な仕事ばかりだったのだ。

こうした閉塞状況から無理矢理ひねり出した事業が、「会館建設」という内向きの取り組みだった。多くの県薬剤師会には自前の会館があるが、肝心の本体にはない。日本医師会や日本歯科医師会は立派な会館を構えている。自らの城を造るというのはインパクトがある。自身の銅像を会館の正面にドンと建てることもできるかもしれない。そこまで設計図に書き加えていたかはともかく、児玉会長は日薬総会において、代議員からの提案を受ける形で会内に検討会を設置し、自前会館建設へと邁進していった。だが結局、この方針が最後に自らのクビを締めることになる。

14年2月23日。4期目をめざした会長選挙を行う直前の議案採決で、執行部提案の会館建設はあっさり「否決」。総会決議事項が反対に遭うのは、そう滅多にあるコトではない。総工費約23億円を投じての大事業に、代議員は「NO」を突き付けたのだ。同時に、6年間の児玉体制の運営が否定された瞬間でもあった。

二人の性格

児玉会長と山本都薬会長の二人のパーソナリティもこの選挙のカギだった。

児玉会長の最大の魅力は、その「行動力」だ。法改正や診療報酬改定といった政治マターの問題に関して、政治家を精力的に回る。いわゆるロビー活動だが、その行動力は眼を見張る。ただ、会長ひとりが動いても、なかなか難局を乗り越えられないケースも多い。逆にトップが動き回ることで指揮系統が機能せず、そのフットワークが〝軽率〟なイメージを与えることもあった。日薬会長の「格」を自ら貶めてしまっていた。しかも、会長のロビー活動はなかなか奏功せず、分業バッシングやOTC薬のネット販売を許し、14年度調剤報酬改定（176頁）では厳しく踏み込まれた。

対して、超慎重派とされる山本都薬会長だが、医療保険制度への知識は深く、頭の回転はすこぶる速い。英語も堪能だ。ただ、その語学力が曲者で、時々、日本語で話していても英語特有の主語と述語の間にいくつもの言葉を挿入してしまうクセが出る。すると、主語を受ける「述語」や「動詞」が曖昧になる。凡人には何を話しているのかわからない。このため山本都薬会長は周囲に〝誤解〟を与えるコトが多かった。結果、「人気がない」（関係者）という人物評価に行き着いてしまう。頭の回転が速過ぎて周囲が付いてこられず、挙句に不人気に陥る。この点が最大のウイークポイントだったのだ。

それでも選挙戦で山本陣営は、今後の会務運営を見据え「圧勝」の方針を掲げた。陣営を取り仕切っていた日薬の秋葉保次相談役は１００票以上の「３ケタを取れ」と檄を飛ばした。

「ヘビは頭を潰さないとダメだ」

と呟き、圧倒的勝利に向け陣営を引き締めた。

ところが、選挙戦の最終段階になって、票の取りこぼしが判明する。九山連合からも数票の離反が出た模様で、結局、３ケタ得票を狙った圧倒的勝利には届かない「89対60」に終わった。陣営は要因を山本氏のパーソナリティと分析して、選挙結果を受け入れざるを得なかった。

勝利を収めたものの、それは長年の児玉体制に嫌気が差した、側近を含め多くの関係者が離反した敵失によるものだった。二人とも、自身のパーソナリティに足を引っ張られた選挙戦だった。

薬剤師業務に手取り足取り

14年度の調剤報酬改定をひとことでまとめてしまえば、分業バッシングを解消するために「薬局、薬剤師はこういうふうにやりなさない」と行政が手取り足取り、やり方を指図した改定だった。その指示は細かい。各種加算のハードルを上げただけでなく、点数設定も容赦なく切り込んだ。14年度以降、潰れるほどではないにせよ、収入がマイナスとなる薬局は続出すると関係者は推測したほどだ。

厚労省保険局医療課はこの改定で、薬局という施設の考え方として「24時間対応」と「在宅業務」を明確に打ち出した。「基準調剤加算」の要件に24時間対応を示し、加算1（10点→12点）が「近隣薬局と連携」で了とする一方、加算2（30点→36点）は「自局単独」と厳格化した。それまでは24時間対応薬局と手を組めば容認されていたものが、自らの薬局でも必ずどこかで24時間対応しなければならない。点数は上がったものの「在宅」まで要件に組み込み、点数取得のハードルは上がった。

ハードルを上げたという意味では、「後発医薬品調剤体制加算」がもっとも厳しかった。従来の後発品の調剤数量比率22%、30%、35%以上を、一気に「55%以上18点」「65%以上22点」に引き上げた。新加算を取得できる薬局は8割から3割程度に激減するとまで予測され、改定時点で加算取得が消滅する薬局は約50%に及んだ。近澤和彦薬剤管理官は「相当頑張らないといけない。甘い数字ではない」と断言した。

「薬剤服用歴管理指導料」の特例点数（41点→34点）もシビアな改定だった。お薬手帳を「必ずしも必要としない患者」へ対応した点数だが、要件は「注意すべき事項を手帳に記載する」と規定したため、患者が手帳を持参しないと減額になった。

「ソコまで指図するのか」というのが、薬剤服用歴管理指導料を算定するタイミング。患者に対して、服薬や残薬の状況確認を「調剤を行う前の処方せん受付時」と明示。調剤現場の流れを変えるもので、大改革だった。ほとんどの薬局は、薬を揃え、領収書を手にして服薬指導していた。指導する前から、その技術料を織り込んでいる訳で、こうした流れが実態のないサービスにまで料金を取っているという批判にもつながっていた。14年度改定は、薬局、薬剤師が終止符を打てなかった分業バッシングに対して、行政が技術料で進むべき方向へ誘導したものだ。振り返ると、14年度改定から厳しい調剤報酬改定が始まった。

自己採血の「検体測定事業」合意のウラ舞台
日医の猛攻に日薬は

一般市民が、小さな針を備えた専門器具で指先をチクッと刺し、自分で血液を採取して、その場で簡易検査を行うのが自己採血による検体測定だ。糖尿病や脂質異常症などの生活習慣病を、手軽に、安価に、早期に、見つけることができる。健康診断や病院を受診しなくても済むことから、市民にとっては大歓迎のサービスだ。現在、「検体測定室」のスペースを完備する調剤薬局やドラッグストアが少しずつ増えてはいるものの、制度導入当初は日本医師会の激しい抵抗に遭っていた。攻防は、医療機関への受診抑制につながりかねないと危惧する医師会と、患者サービスの拡大という観点から進めたい薬剤師会、政府方針に従ってソフトランディングさせたい行政側の、三者の思惑が絡んだドラマだった。

そもそもの始まりは、13年6月の閣議決定「日本再興戦略」からだ。ただし、閣議決定で医療関係者の注目を集めたのは「セルフメディケーション推進のための薬局・薬剤師の活用」だった。日医はセルフメディケーション推進という医療費抑制策を警戒した。日薬やＯＴＣ薬メーカーは、健康情報の拠点として薬局が位置付けられることを喜んだ。

しかし、キモはむしろ他にあった。再興戦略では「緊急構造改革プログラム」として、健康増進や疾患予防サービスに関して「事業が規制対象となるか不明確な『グレーゾーン』の分野について、事業が可能であることを確認する仕組み」を盛り込んでいた。いわゆる「グレーゾーン解消制度」だ。

企業から見て、新規事業が法的にシロかクロかわからないグレーの場合、あらかじめ規制が適用されるかを確認できる仕組みだ。14年1月、産業競争力強化法が施行され、この制度は発効した。そして、グレーゾーン解消制度によって最初にゴーサインが出たのが「自己採血による簡易検査」だった。事業を申請した健康ライフコンパス（当時）は84店舗だった簡易検査サービスを一気に２６０店舗以上（14年11月時点）にまで拡大させた。

一方、この制度の最大のポイントが個別案件の事例を明文化し、さらなる普及をめざすための一般論＝ガイドラインを策定することにあった。ガイドラインとして明文化すれば、健康ライフコンパス以外も実施できる。

担当官庁である経済産業省は、規制を所管する厚生労働省医政局とガイドライン作成に取り掛かった。ここで「壁」として日医が登場する。

経産省と医政局は「日医には相談し、調整をしっかり行う」ことをまず確認した。個別案件としては可能になったものの、日医へのネゴシエーションは必要と認識していたのだ。ところが、最初の訪問から日医は強烈だったという。

「中川副会長に、まず『バカヤロー』と怒鳴られました」

担当官は打ち明ける。日医は、自己採血がグレーからシロに判断されたことなど、〝まったくお構いなし〟だったようだ。だが、経産省と医政局のタッグも負けていなかった。何度もダメだしを受けながら、その都度修正し、日医に通った。

「6～7回目の訪問で『もう来なくていい』と言われた。日医としては、公式に認めたとは言えなかったのかもしれない」

経産省担当官は低い声で語った。両省の努力もあって4月、「検体測定室に関するガイドライン」はまとまった。ところが、ガイドラインの中身は〝がんじがらめ〟の内容だった。

利用者に対しては、測定前に長々と「健康診断ではない」点や「リスクは受検者が負う」ことなどを確認し「承諾書」を徴収することを課した。また、あくまで自己採血による測定で、薬剤師は「採血、処置および診断を行った場合は罰則の対象となる」と〝脅し〟までかけられた。日医は事実上、検体測定室事業を骨抜きにした。

一方で、ガイドラインとは別に、厚労省の14年度事業計画の「健康情報拠点推進事業」に自己採血検査が組み込まれる可能性が浮上していた。さらに次年度15年度予算概算要求でも、健康情報拠点推進事業の継続が明記された。薬局におけるＨｂＡ１ｃの簡易検査などを含めたモデル事業とはいえ、日医としては看過できなかったようだ。さらなる攻勢に出た。

14年8月、日医の横倉義武会長と中川俊男副会長は、日医会館に就任早々の日薬の山本信夫会長と森昌平副会長を呼び付けた。そこで「検査すること自体が診断に結びつく」と、検体測定モデル事業の中止を迫った。山本会長は「検査と言っても自己採血だから、検査を支援するもので医療行為をしている訳ではない」と抵抗した。「薬剤師が存在すれば受診勧奨に結びつく。キチンとした体制、考え方でやるのでやらせてほしい」と要請し、医療機関への受診勧奨を楯に理解を求めた。

しかし、日医ツートップは頷かない。調剤薬局チェーンがコンビニ企業と提携して、検体事業に着手しているという内部情報を示し、この提携に「一緒に反対してほしい」とまで頼み込んだ。全国展開するコンビニに検体測定室が設置されれば、影響は甚大だ。個店薬局が会員に多い日薬にとっても、少なからずダメージがあると踏んでの提案だったようだが、山本会長は「その反対はできない」と断った。日医のなりふり構わぬ攻勢が始まっていた。

日医は諦めない。横倉会長と中川副会長は9月には、厚労省医薬食品局の成田昌稔審議官と鎌田光明総務課長を呼び、詰め寄った。

「（健康情報拠点推進事業は）どこまでやるのかわからない。事業によっては医療法、医療行為に抵触する」と、根本的な見直しを迫った。医薬食品局が、

「診療や診断をすることはない。医師との連携のなかで進める」

と説明しても、

「連携はない。勝手なことをやって、医師に理解されていないのに連携はできない」

突っぱねた。ただこの時、日医は切り札を用意していた。地域薬剤師会のなかに医療行為そのものを行う事例を摑んでいたのだ。

「〝ミニ問診〟までやっていて、その研修までやろうとしている。こんなことなら、全力で阻止する」

凄み、再考を迫った。この切り札には、

「本当にそんなことがあるんですか」

医薬食品局は慌てた。日医側は追い打ちをかけた。

「内科の治療を中断した例もある。内科で検査し、治療中である患者がなぜ、薬局で検査しなければならないのか。その検査で勝手に（治療を）止めたら大変なコトになる」

医薬食品局の二人は、「薬剤師会と相談する」と答えるのがやっとだった。

対して日医は、「組織率2割程度の薬剤師会に話をしてもなくならない」と切り捨て、行政側の言い分を受け付けなかった。完全な日医ペースだ。ただし、日薬の会員は約10万人で、薬剤師総数は約30万人。組織率は約3割だ。「組織率2割」と糾弾した日医の主張にも多少、誤差はあった。

一方、山本会長は元中医協委員の経験を活かし、日医への根回しを進めていた。診療報酬改定を議論する中央社会保険医療協議会で日薬代表委員として参加し、日医とのウラ交渉も経験してきたという自負が山本会長にはあった。日医との関係が疑問視されていた児玉孝前会長を破って日薬会長に就き、これが最初の大仕事。ネゴシエーションの腕の見せ所だった。8月以降、山本会長は何度なく日医会館を訪れ、理解を求めた。業界団体の会合などでも「事あるごとに、日医が理解し信頼してもらえるよう幹部と接触した」と後日打ち明けた。

同時に秋以降、日医内にも微妙な空気が流れ出していた。先頭に立って反対していた横倉会長だったが、グレーゾーン解消制度によって「シロ判定」が出ている事業を、水面下とはいえ、難クセを付け続けるのは日医のトップとして、あまり褒められたものではない。「振り上げた拳を下ろすタイミングを探っていた」と関係者は見ていた。

実際のところ日医は、ガイドライン策定過程でも、医政局と経産省の度重なるネゴに最終的には折れている。ガイドラインを骨抜きにしたような〝圧力〟を示すことができれば、検体測定事業の「容認」も下地は整っていた。

そしてもうひとつ、別の方向から日医を戒める発言が飛び出した。

12月5日、東邦ホールディングスのシンクタンク「未来創研」が開催したシンポジウムで、日医の元会長である唐澤祥人氏が検体測定事業の自己採血についてコメントした。

「侵襲の程度にもよる。非常に危険な操作で何か間違うと危険というコトでなければ、いろんなマニュアルを発行してどんどん進めるべき」

侵襲とは、身体を傷つけることで、採血などによって感染症のリスクが高まる点を医師会は問題視していた。唐澤元会長は「少し言い過ぎかもしれないが」と前置きしたうえで「どこでも誰でも安全がわかってさえすれば」を条件に容認する考えを示したのだった。「やってはダメだというのは逆方向」とまで踏み込み、日医の態度をやんわりと批判した。

このシンポジウムには元厚労省事務次官だった江利川毅氏も参加し、唐澤元会長の指摘を「非常にいい答え」と同調した。

「これだけ科学技術が進んで、いろんなやり方も出ているなかで、安全性の高いものまですべて『医療行為になる』というのは行き過ぎではないでしょうか。唐澤先生が仰ったことに全面的に賛成です」などと加勢した。

江利川元事務次官は、内閣府事務次官を務めた後、厚労省の事務次官に戻った人物。厚労省のエース官僚にとどまらない存在だけに業界に与える影響は大きかった。こうした要人の発言が、流れを決定付けた。

日医が準備した手打ち会見

14年12月17日、自己採血による「検体測定事業」に強く反発してきた日医だったが、事業の容認を日薬と「合意」した。合意事項は4点。

「検査は原則医療機関で行う」

「検体測定室に関するガイドラインを順守する」

「地域住民の健康はかかりつけ医を中心に多職種が連携して支えていく」

「地域医師会・かかりつけ医の十分な理解と適切な指導のもとに行う」

横倉会長は自己採血に対して「基本的には容認できるものではない」と最後まで圧力をかけながらも、ガイドラインの順守など環境が整備された点を挙げ、合意事項を条件に容認する方針を明らかにした。ただ、「合意発表」は特別に用意した記者会見ではなく、通常の定例会見のなかで発表したものだった。ここがミソ。会見設定に日医の姿勢が窺える。日医としては全面反対していた経緯など、そもそもなかったかのように振る舞い、さらに合意事項など〝些末な事案〟と演出したように見えた。

おまけに、発表会見の場には急遽、日薬の山本会長を呼び寄せ、手打ちの演出も忘れなかった。山本会長は「地域医師会、あるいはかかりつけ医の充分な理解と適切な指導を受けながら進めたい。まず検査ありきの形での対応は、今のところするつもりなはない」と日医への配慮も充分に演じた。

さらに、もう一場面、日医は用意していた。

日薬との合意を発表したのは日医定例会見の場だった訳だが、山本会長は検体測定事業合意発表の時だけ壇上に上がり、次のテーマに移った時点で退席した。山本会長の退席直後のテーマは、非分業「院内処方」についてだった。中川副会長は医薬分業に対して「本当に患者にとっていいのか」と疑義を語り、「経済的負担は増えるし、体力的な負担もある」と強調したのだった。医療機関で調剤が「完結できるならばそのほうがいい」とまで断言し、「必要によっては院内処方に戻す」と喝破したのだった。数分前まで、日薬トップが座っていた場所で、堂々と分業批判を展開したのである。

合意と決裂。握手とパンチ。

「検体測定事業」議論は、日医のしたたかさを見せつけた、ひと騒動だった。

日医と日薬による検体測定事業「合意発表」の記者会見で、両会長の出席が決まったのは、前日の夜遅く。このため、当日はドタバタだった。

まず、日医の事務局は、日薬の山本会長の同席を知らされていなかった。当然、会見の壇上のセッティングはいつもの定例会見通り。横倉会長と中川副会長の名前が記されたプレートが置かれているだけだった。そこへ、山本会長が現れたものだから、さあ大変！

「えッ、どうされたの？」

日医の事務局長が尋ねると、日薬の担当課長が、

「聞いてない？　来るように言われたんだけど」

と頭をポリポリ。

日医側は、慌てて山本会長の席をつくり、セッティングを大幅に変更して、ネームプレートもつくりに走った。

ところが、事務局の女性が持ってきたプレートには「児玉孝」前会長の名前が……。

事務局長がすかさず、

「違う違う、それは前のヒト。今は山本会長だから」

大急ぎで書き直して、手打ち会見は始まった。こんなところにも、日医の日薬に対する〝ぞんざい振り〟が窺えた。

不祥事の連鎖、薬歴未記載、無資格調剤

「薬のカルテ、17万件未記載」
「薬歴未記載7・8万件」

15年2月10日と22日に朝日新聞が放った1面スクープに激震が走った。調剤併設のドラッグストアが48店舗で17万件、20店舗で7万8000件、患者から聞き取った情報を薬剤服用歴（薬歴）に記載せず、そのまま放置し、にもかかわらず薬剤服用歴管理指導料の技術料を取得していたという問題が発覚した。

薬歴は、調剤した患者の医薬品履歴や服用後に起きた副作用、薬剤師による指導内容や気付いた点などを記す記録簿。朝日新聞が指摘した通り、薬剤師による「カルテ」のようなものだ。薬歴に基づいた管理指導は、患者を副作用などから守るうえで根幹を成す職能フィー。職務を放棄し、組織的に不正請求していたというのは、薬剤師というプロフェッショナルの自殺行為であり、同時に医薬分業制度の完全否定だった。一方で、報道で矢面に立った薬剤服用歴管理指導料（当時は41点と34点）は、これまでにも〝いろいろある〟点数だった。

もともとは、1970年代に佐谷圭一元日薬会長がOTC薬の購入履歴から始め、地元・東京練馬の有志薬剤師が参加し、調剤技術料として発展した。自発的に薬剤服用歴をつくり、

それを基に副作用や相互作用といった患者の安全を守るうえで必要な情報を記録していった。もちろん、最初の段階では無報酬で行っていたサービスだ。その後、取り組みが評価され点数化が実現し、90年代から報酬金額も大きくなり、薬剤師職能を発揮する技術料として進化した。薬剤師にとって原点とも言える技術料だ。ところが、その原点を無視した点数取得が「薬歴未記載問題」よりもずっと前から燻っていた。

12年度調剤報酬改定（160頁）では、薬剤服用歴管理指導料に「お薬手帳」による薬剤情報提供料が組み込まれた。11年3月11日の東日本大震災で、改めてお薬手帳の有用性が確認され、手帳を通じた情報提供が算定要件に加わったのだが、薬局では、信じられない行動が広がっていた。

それは、本来の要件を無視した報酬の〝取り放題〟だった。患者に手帳の確認をしないまま取る、薬袋のなかに医薬品情報を印刷したシールを入れるだけで取る、シールの内容を説明してもおざなりの説明で取るなど、手帳が持つ本来の意味を無視した点数取得が横行していた。

事態を問題視した厚労省は14年度改定（176頁）で、算定要件をより厳しく設定し直した。要件に「注意すべき事項を手帳に記載する」点を明記し、実際現場で手帳に必要事項を記載し、服薬管理を行わなければ7点減額の34点にした。

しかし、厚労省の方針に対して調剤薬局が考えだしたのが、紙1枚を折ってつくっただけの薄っぺらな簡易型手帳だった。手帳を忘れた患者に対しても〝紙切れ〟のような手帳を渡し、減額前の41点をしっかり取得するという手法だ。14年4月改定を目前に、大手調剤薬局チェーンを筆頭にドラッグストアや中小薬局にまで、薄っぺらな〝紙切れ〟の手帳は蔓延した。事態を知った厚労省は対抗策を講じた。

「これを手帳と言えるのか。姑息なことをやっていては、薬剤師はいつまでたっても評価されない」

近澤和彦薬剤管理官は怒りを露わに、改定後の疑義解釈（Q&A）で「薬剤の記録を記入する欄が著しく少なく手帳とはいえない」と全否定し、点数取得を認めない方針を打ち出した。それでも調剤薬局はへこたれなかった。

紙1枚を折り曲げた4頁の手帳がダメなら、紙2枚でつくった8頁の手帳や紙4枚で16頁の簡易手帳をつくり出し、しっかりと点数を取っていった。いたちごっこに呆れ果てた厚労省は頭を抱え、黙認せざるを得なかった。8頁や16頁のお薬手帳の是非はともかく、調剤薬局は点数を取得するためならなんでもやる、そんな実態が表面化してしまったのだ。

一方、薬歴未記載問題が業界を騒がせていた最中、15年3月には薬剤師以外の事務員などによる「無資格調剤」も明るみ出た。薬剤師免許を持っていない事務員による調剤行為は古くからある悪しき慣習だが、今回は全国各地で次々と表沙汰になった。ポツリ、ポツリと発覚した過去の事例とは異なり、集中して発生した異常事態だった。こうした状況に分業バッシングは勢いを増した。

ただ、この無資格調剤問題は調剤業務のなかで、どこまでが薬剤師の専任業務なのか、どこからは薬剤師以外でも可能なのか、明らかにしなければならない課題だった。そして、この案件は改正薬機法議論とともに新たな方向性が差し示されるのだった（第5章242頁）。

規制改革会議「公開ディスカッション」振り回された薬剤師たち

今、振り返っても「15年3月12日」は、医薬分業にとって分岐点となった。政府の規制改革会議が、医薬分業をテーマに公開ディスカッションを開催した日だ。

安倍晋三内閣の高支持率をバックに「首相官邸」の鼻息は荒い。なかでも官邸直系の規制改革会議は、肩で風切る勢い。一部の既得権益業界が守る規制をバッサバッサと切り捨て、〝勧善懲悪〟を気取る主役のようだった。その規制改革会議が分業を標的に据えたのである。

日薬だけでなく、全国の薬剤師が浮足立ったのは言うまでもない。公開ディスカッションはインターネットでも同時公開され、一般市民も議論の成り行きをつぶさに知ることができた。
規制改革会議が取り上げたテーマは「医薬分業における規制の見直し」。論点はふたつだ。医療機関と薬局の「構造規制」のあり方と、分業の「コストとメリット」だった。

スーツの胸ポケットには「勝つ」と書かれた小さな御守を忍ばせていた。23歳の娘が清水寺で買って来てくれたものだ。「お父さん、頑張って」と手渡されたという。シャツとパンツは新品をおろした。1ヵ月半、お酒も抜いた。

規制改革会議の公開ディスカッションに万全の態勢で臨んだのは、日薬の森昌平副会長。薬歴未記載問題などによって強まる分業バッシングのなか、薬局を〝悪役〟に見立てた公開討論の場へ、薬剤師を代表して出席しなければならなかった。事前の日薬の常務会では、2度にわたって予行演習まで行った。

「その言い方では医師会に対してダメだ」

「それじゃあ厚労省のメンツが丸潰れだ」

仲間の日薬幹部から何度も〝ダメ出し〟を受けながらも、指摘を基に綿密に想定問答集を練った。

そして、当日。

公開ディスカッションは注目を集めていた。50席の傍聴スペースに２００人以上の応募が殺到、内閣府1階の講堂はぎゅうぎゅう詰めの状態だ。

会議冒頭、規制改革室事務局がふたつの論点について説明した。医療機関と薬局の構造規制では「患者の利便性」を楯に見直しを迫り、分業の費用対効果は病院・診療所が行う「院内処方」よりも薬局が調剤する「院外処方」の方が、「コスト高にかかわらず、それに見合うメリットが感じられない」と疑問視した。

この問題提起に対して、まず厚生労働省大臣官房の吉田学審議官が反論した。

「医師、薬剤師それぞれが専門分野で業務を分担して、国民医療の質の向上を図る」

分業の理念を掲げた。さらに、薬学的観点からの処方内容のチェックや重複投薬・相互作用の確認によって「薬物療法の有効性、安全性が向上する」と解説。そのうえで、医療機関の薬剤管理コスト削減や薬局における残薬解消、後発品の使用促進によって「医療保険財政の効率化にも寄与する」と訴えた。分業を〝守る〟側からすれば、まずまずのスタートだった。ただし、キャリア官僚として、ひとこと付け加えた。

「われわれはまだ医薬分業は道半ば、課題も多いと思っています。いわゆる門前薬局がある。調剤という保険処方による薬を出すことに偏重しているのではないでしょうか」

分業率は70%を超え、処方せんは8億枚に達していた。この制度を推し進めてきたのは厚生労働省自身。なかでもキャリア組の官僚は、重要施策に責任を負う立場にある。にもかかわらず、分業を「道半ば」と公言したのだ。規制改革会議に対して、分業推進の立場を取ってきた側の発言としてはギャップがあった。しかし、キャリア官僚の本音は会場内に響き渡った。マイクが森副会長に移る。

「私の方からお話させていただく内容は、改めて医薬分業のメリットは何なのか。メリットはなかなか見えないというお話がありましたが、分業のメリットと薬剤師業務の評価を中心にお話させていただきたい」

そう語り始めると「利便性よりも安全性を重視」するなかで、薬局は経済的、構造的、機能的の「３つの要素で完全に独立することが不可欠」と説き、構造規制の緩和に反対した。分業の効果については、「処方監査」と「疑義照会」を挙げた。

日薬の調査では、疑義照会の発生比率は全処方の約３％。年間約２１００万枚の処方せんで疑義が見つかり、そのうちの３分の２の１６００万枚が処方変更されている。疑義照会１件当たり約５００円の削減効果があると試算し、年間「82億円」の薬剤削減につながると自賛して見せた。厚労省が進める地域包括ケアシステムにおける調剤や在宅医療、またＯＴＣ薬を適正に使用するためのアドバイス、健康に関する相談・情報提供を「積極的」に行い、「地域に密着した薬局として国民の健康に貢献していきたい」と最初のプレゼンをまとめた。

場外からは議論は陳腐に

討論に入ると構造規制について、意見が行き交った。

規制改革会議の委員は相次いで、病院の建物のなかに薬局を設置するという「病院内薬局」の制度化を支持した。対して、厚労官僚と森副会長は「処方せんの誘導」や「経営の独立性」を問題視して対抗。こんな応酬が続いた。

ただ、病院内薬局議論は、制度を熟知する関係者からは「陳腐」に見えた。病院内薬局を突き詰めていくと、病院自身が「院外処方」の医薬分業から「院内処方」の非分業に戻せば済むだけの話だ。

「処方を病院内に戻せば診療報酬点数も減り、患者負担も軽減する。規制改革会議が望む通りになる」

関係者は場外から〝野次〟った。しかし、病院サイドからすれば病院内「薬局」に魅力はあっても、いまさら病院内「処方」に魅力はない。病院内薬局は病院建物の中に、外部組織の調剤チェーン企業などを誘致するものだ。病院自らはマネジメントしない。余計な労力は必要とせず、契約料や賃貸料が病院側に入る。今さら、医薬品の在庫スペースを確保し、外来調剤を担う薬剤師を増員しなければならない院内処方は、コスト面から見ても現実的ではなかった。負担増を考えれば、院内処方に戻す病院など、そうそうない。分業制度を多少でも理解する多くの関係者が、規制改革会議の提案をどこか冷ややかに受け流していたのは、このためだった。

ただ、病院内薬局の議論はこの会議の終了後、設置位置を少し外に移した「敷地内薬局」に発展していった。実際のところ、病院施設の敷地のなかに設置する敷地内薬局はその後、解禁へと進むことになるのだが、この公開ディスカッションでは、そこまで議論は煮詰まらなかった。

けれどもしこの時点で、規制改革会議側が敷地内薬局の解禁をまず視野に入れ、ハードルの高い病院内薬局を迫ったうえで、ハードルを下げ敷地内薬局を進めたのであれば「勧善懲悪気取りの主役」気分などと揶揄できなくなる。狡猾な論陣展開だ。

一方、公開ディスカッションではむしろ、もうひとつのテーマ「コストとメリットの問題」が薬剤師にとって、より深刻に響いた。

日医副会長の〝裏切り〟

規制改革会議は「院内処方よりも院外処方の方が、コストが高いが、コストに見合ったメリットは感じられない」と断言した。この見解は規制改革会議の委員だけでなく、公開ディスカッションに参加していた日医や健康保険組合連合会の代表など、ほとんどの関係者が口を揃えた。

分業の旗振り役を務めてきた厚労省ですら「分業はまだ道半ば」と公言したくらいだ。コストとメリット論に関しては、日薬も課題と受け止め、ある程度の攻撃は予想していたようだった。ところが、日薬にとって想定外だったのは日医の今村聡副会長の発言だった。

今村副会長は、規制改革会議の見解に同調したうえで「国民から見て技術料がどういうものか、本当にわかる形になっているか」と調剤報酬体系そのものを疑問視した。さらに「資料には入れていないが」と断ったうえで、ある現状を語り出した。

「そもそも、日本の薬剤師がどれくらいいるのか。薬局の数がどのくらいあるのか。OECD加盟国の平均は、人口1000人対して薬剤師は0・77人。日本は1・56人。OECDのなかで断トツ1位の薬剤師がいる。薬局数はどのくらいが適正か」

強烈な指摘だった。日医副会長は大病院の前に乱立する門前薬局を引き合いに「健全な姿か、意見があっていいのでは」と問題提起したのだ。数字そのものに新鮮味はなかったものの、攻め込んだ発言だった。

日薬側が驚いたのは、実は公開ディスカッションが行われる前に日薬と日医は充分な打ち合わせを済ませていたからだ。日医からの〝援護射撃〟の言質も、ある程度得ていた模様だ。それが、事前に提出していない数字を持ち出し、調剤報酬だけでなく、薬剤師と薬局の数まで批判されたのだ。日薬幹部は面食らった。

「正直、あそこまで言うとは思わなかった」

ある幹部は呟き、肩を落とした。

この年の7月に発足した日薬山本新体制が、まず掲げたのが関係団体との関係修復だった。特に、前児玉体制で冷え切っていた厚労省と日医との関係改善が最優先、トッププライオリティ事項だった。そこで、日医が猛攻を仕掛けてきた「検体測定事業」に対して、山本信夫会長自らが日医との交渉に乗り出した訳だ。その結果、14年末の「合意」に結びつき、日医との関係は修復されたというのが、日薬幹部の共通認識だった。

ところが、である。

日医の今村副会長は、日医執行部内では「良識派」「穏健派」とも見られていた幹部。分業バッシングに歯に衣着せない「急先鋒」の中川俊男副会長や鈴木邦彦常任理事とは役回りが異なる。その今村副会長が発した分業批判は、日医全体の方針だ。つまり、日薬が思っているほど、日医は日薬に対して友好的ではない、ということを公の場で宣言したようなものだ。素人臭い分業批判を展開する規制改革会議よりも、詳細を熟知する日医の方が日薬にとって余程厄介だ。どんよりとした暗雲が日薬を覆った。それでも、公開ディスカッションでは、分業が瀬戸際まで追い込まれるまでには至らなかった。こうした結末から直後に行われた日薬常務会では、森副会長に対して自然とねぎらいの拍手が湧き起った。今村日医副会長の発言は気にはなっていたものの、安堵の気分が日薬執行部には漂っていた。

エピソード

若手薬剤師のシュプレヒコール

医薬分業が規制改革会議の公開ディスカッションで取り上げられることを知った、地方の血気盛んな若い薬剤師は、憤懣やる方なかったようだ。毎日懸命に働いている自分たち薬剤師がヒール役に成り下がることに、納得がいかなかった。彼らの間では、いつしか3月12日の公開ディスカッションを「3・12（サンテンイチニ）」と呼び合い、会話には「サンテンイチニ」が頻繁に飛び交ったという。

そんな若い一部の薬剤師たちは、公開ディスカッションが行われる当日、内閣府講堂を取り囲み「分業は正しい」と大書きしたプラカードを片手に、シュプレヒコールを響かせようとデモンストレーションの案が持ち上がっていた。

「規制改革会議の委員に自分たちの思いをぶつけよう」

そんな感じだった。

確かに、医薬分業の歴史は戦いだ。１９５０年代には、国会議事堂を薬剤師が取り囲み、完全分業をめざし抗議活動を展開した。現在の老兵薬剤師にとって、闘争は薬剤師の十八番だ。若手薬剤師が、同じＤＮＡを受け継いでいたとしても不思議ではない。

しかし、今の薬剤師はお行儀が良かった。

「やるなら日薬事務局に、断りの連絡を入れた方がいいかな」

などと生真面目に考えてしまった。

結局、老兵ほど先鋭化されていなかった。ディスカッション当日、シュプレヒコールの波は起こらなかった。

厚生労働省が出したひとつの答え
「健康サポート薬局」「患者のための薬局ビジョン」

薬歴未記載や無資格調剤問題、規制改革会議の「公開ディスカッション」といった、流れを経て、分業バッシングは関係者の間でさらに炎上した。こうした事態に対して、厚生労働省医薬食品局は「健康サポート薬局」の策定に着手。議論後半からは、局内で「患者のための薬局ビジョン」も同時に検討した。健康サポート薬局と薬局ビジョンは、官僚が示した分業バッシングへのひとつの〝回答〟だ。ただし、その答えには妥協と目隠しも含んでいた。

「健康サポート薬局などと言っておきながら、その薬局となるための中核であるOTC薬について決められないようでは何も進まない」

関係者が毒づいた。

15年6月の閣議決定事項「経済財政運営と改革の基本方針15」のなかで「かかりつけ薬局の推進のため、薬局全体の改革について検討する」といった指摘を受け、厚生労働省は「健康情報拠点薬局のあり方に関する検討会」を設置し、計6回の議論を展開した。9月24日には最終報告を公表。この議論の過程で、関係者が目を凝らしていたのは、新たに認定する健康サポート薬局の「要件」だった。

特に「OTC薬の扱い」に注目が集まった。

健康サポート薬局が、調剤報酬上のなんらかの「要件」となったとき、このOTC薬の配備品目数が、調剤薬局にとって〝足枷〟になると見られていたのだ。医療用医薬品に特化した調剤薬局にとって、ＯＴＣ薬は配置するスペースの確保だけでなく「売れない」商品の陳列を意味していた。利益率を押し下げるだけのお荷物。ＯＴＣ薬の要件化に多くの薬局関係者が不安と不満を募らせていた。

厚労省の「健康情報拠点薬局のあり方に関する検討会」で、ＯＴＣ薬について具体的な考え方が俎上に載ったのは15年6月18日の第2回会合。名城大学の長谷川洋一教授が、日薬の会員薬局を対象に実施した調査研究結果を提示し、そのなかでＯＴＣ薬の取り扱い平均値を「３００品目」と示した。長谷川教授は、

「おおむね品揃えは、これくらいかなという感触は持っている」

と説明した。ただし、この３００という数字はセルフメディケーションに取り組んでいる薬局に絞ったデータだった。全薬局の平均は１７３品目にダウンする。「薬局にＯＴＣ薬を配置したい」という厚労省の意向を汲んだ数値だった。

ＯＴＣ薬の取り扱いについて、ステークホルダー（利害関係者）のスタンスを整理すると、「配置ゼロ」もしくは「限りなく少数」を望んでいたのは調剤薬局のチェーン企業。各社の店舗はさほど大きくはない。医療機関の門前やマンツーマンを狙って出店するビジネスモデルは、より機動的な出店が可能な小さな薬局がほとんど。棚２つ程度に収まる３００品目ですら、置き場所に困るというのが実状だ。さらに、実際に配置するとなると、これまで付き

合いのない業者から仕入れることになる。販売価格は定価近くが精一杯。つまり、安売りのドラッグストアには到底かなわない。「売れない」「置き場がない」「利益率を下げる」という悪循環は到底受け入れられなかった。

この状況は、日薬のほとんどの会員薬局でも変わらない。ごく一部の薬局を除き、大半の日薬会員もまた内心で、３００品目に難色を示していたようだ。日薬の内部調査では、ＯＴＣ薬をまったく扱っていない薬局は16％に上る。薬剤師専門薬である要指導医薬品に至っては、扱っていない薬局は75％に達した。街の薬局の大半がＯＴＣ薬３００品目に抵抗感を抱いていたのだ。

対して、ＯＴＣ薬の配備に積極的だったのはドラッグストアチェーン。ＯＴＣ薬の利益率を活用して、全体の売上高を拡大させてきたビジネスモデルのドラッグストアにとって、要件化は好都合。しかし、彼らの代表は検討会委員に招聘されていなかった。

行政側の厚労省医薬食品局は、ＯＴＣ薬配備を進めたい立場だった。なぜなら、行政が政策誘導してきた分業はバッシングに晒されている。厚労省にも責任の一端はある。バッシングを収める手立てとして、薬局に「相談」というサービスを定着させるためのアイテムとして、ＯＴＣ薬は欠かせない。行政側はそんなふうに踏んでいた。調剤だけに特化した薬局では、処方せんを持たない市民は店に入りづらい。ＯＴＣ薬はそのハードルを取り払うアイテムのひとつと捉えていたのだ。現場の薬局が反発しようと、進めなければならない施策と腹を決めていたようだった。

一方、絶えず存在感を示す日本医師会の見解は独特だった。ＯＴＣ薬の配備に真っ向から反対していたのである。その反対理由が強烈。

「一般薬を売っているところに処方せんを出したくない」

検討会で、日医代表は声を荒げた。

日医のＯＴＣ薬販売アレルギーは相当なものだ。ＯＴＣ薬や健康食品などを販売する「物売り」の業態を、自分たちと同じ「医療機関」に括ることを嫌っていたようだ。高脂血症薬「エパデール」のスイッチＯＴＣ薬化に対しても、こうした感情を増幅させていた。医師会のスイッチＯＴＣ薬アレルギーは重症だった。

そこで、医薬食品局は第5回目の検討会で策を弄した。３００品目に反発が強まったため、ＯＴＣ薬の品目数を「原則として中分類につき2銘柄以上」と抽象的な表現に変え、提案したのだ。ＯＴＣ薬の分類基準において、薬効別に約80ある「中分類」を持ち出したのである。表向きには「80×2銘柄＝１６０品目」となり、３００品目からはハードルがグッと下がったようにも見える。しかし、「2銘柄」というのが食わせ物で、銘柄とはつまりブランド。ひとつの中分類に2ブランドと言っても、実際に商品を置く場合には1ブランドに最低大小ふたつ程度の用量が必要になる。大包装と数日分の小包装。すると実際は「80×2銘柄×2パッケージ＝３２０品目」にアップする。事実上、最初の３００品目と変わらない。

調剤薬局チェーンはこの策にコロリと騙された。調剤チェーン企業の経営者で組織されている日本保険薬局協会の中村勝会長は定例会見で「３００品目案も出たが、ちょっとハードルが高かった」と発言、「少しハードルは低く現実的になった」と厚労省案を支持した。

調剤チェーンを弄すれば、街の薬局もたやすい。検討会では、厚労省案に賛成が大半を占めた。残るは日医だけだ。

しかし第5回会合で、日医代表の羽鳥裕常任理事は全力で「反対」を主張する。そもそも「健康づくりはかかりつけ医の仕事」と強調して「薬剤の服薬管理は医師がやる」と断言。ＯＴＣ薬に関しては「基本的には置いてほしくない」とまで言い切った。

「調剤の薬局がＯＴＣ薬をやるなら、そういう所には（処方せんを）出したくない。何らかの方法で出さないことを承知してもらいたい」

などと強硬に詰め寄ったのである。日医代表が「ＯＴＣ薬嫌い」「ドラッグストア嫌い」を全面に主張した瞬間だった。ただ、会合では羽鳥常任理事はこんな妥協案も示していた。

「もしやるのなら、一般薬と調剤の会計窓口を変えてほしい」

この提案は過去、地域の薬剤師会が医薬分業の推進を求め、地元医師会に協力を仰ぐと出てきた条件だった。「会計窓口の別立て」。医師会の要望を受け入れ、守り続けている地域の分業はうまく進んでいる。医師会は薬剤師会にこの事例を想定して提示したのだが、日薬はこれを受け入れなかった。

結果、9月7日に示す予定だった報告書案は幻に終わる。消えた報告書には、OTC薬に関して「要指導薬及び一般用医薬品を一定以上取り扱っていること」を前提に、「原則、中分類につき2銘柄以上の取扱い」と明記していたのだった。

中止となった7日の会合を、繰り下げて開催した9月14日の第6回検討会では、OTC薬の項目は「6回会議の議論を踏まえて記載」と空白状態に後退していた。しかしそれでも、この日の会合では決着がつかず、「座長預かり」で検討会は終了してしまった。

結局、検討会座長が事務局の厚労省と作成した最終報告は「基本的な薬効群を原則」と規定し、「地域実情に応じて当該薬局において供給すること」と具体的要件をまったく記載しない、概念と理想論に止めた〝要件〟に終わった。

会議を仕切った神田裕二医薬食品局長は「関係者の間でコンセンサスを得られた」と胸を張り、日薬の山本信夫会長は「揉めていた状態からすれば、姿は良い形の落ち方ではないか」などと評価した。登場人物が自らを褒め称える「楽屋落ち」の終幕。三文芝居に付き合わされたような、後味の悪さが残る検討会だった。

健康サポート薬局はかかりつけ機能が土台に

健康情報拠点薬局のあり方に関する検討会がまとめた最終報告書は、「健康サポート薬局」について、こう規定している。

まず、かかりつけ薬剤師、薬局の「基本的機能」を備えるコトから始まり、かかりつけ薬剤師は薬局に在籍しなければならない。そして「かかりつけ」としての機能は「服薬情報の一元的な把握とそれに基づく薬学的管理・指導」と「24時間と在宅への対応」「医療機関との連携」の3点。

患者に対しては、かかりつけ薬剤師として勤務票や情報一元化のメリットを伝える。さらに、次回の来局までも促すという

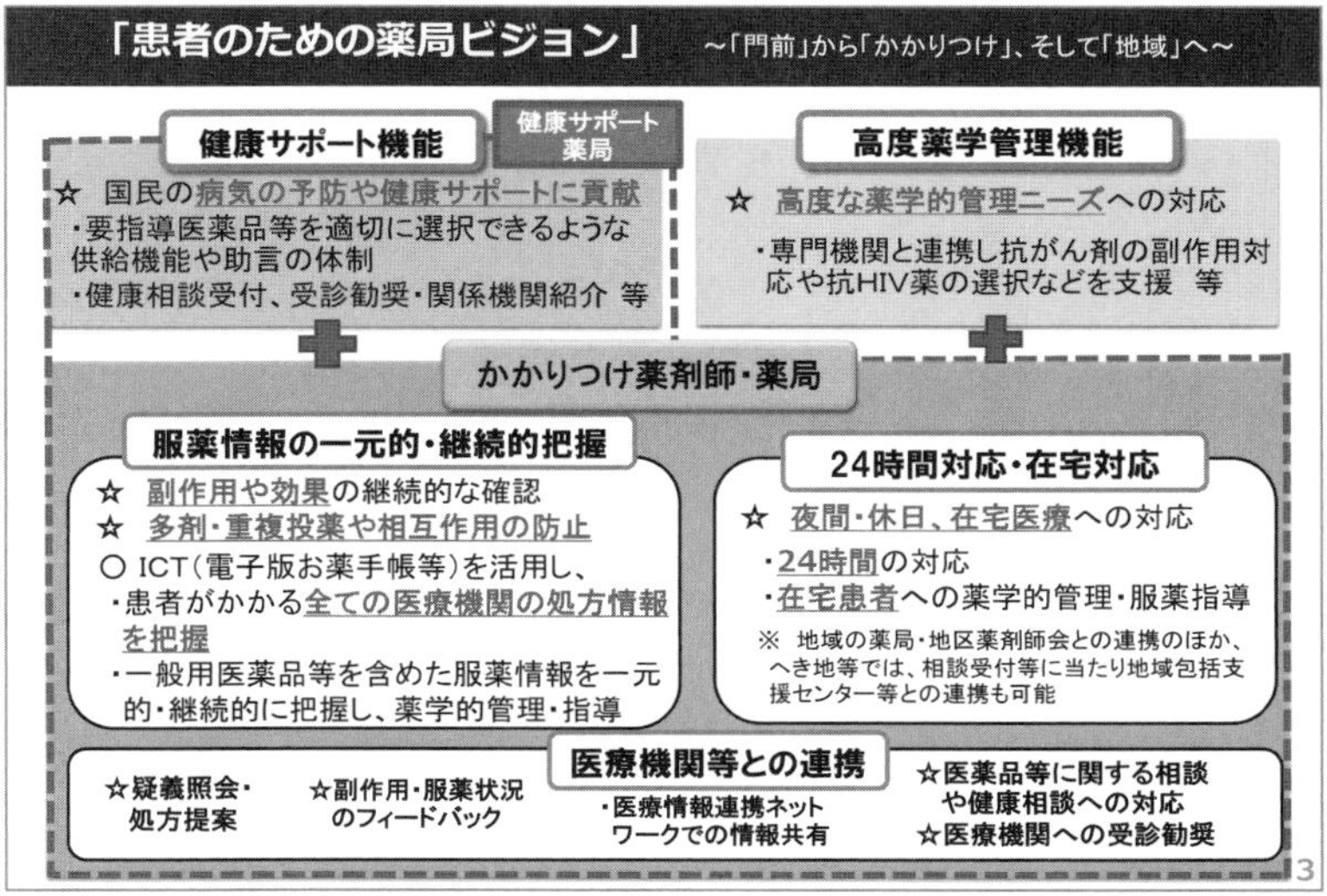

出所：厚生労働省

オマケ付き。かかりつけ薬剤師自らが患者に対して〝セールストーク〟しなければならない。「かかりつけ薬剤師であるため」には原則、開局時間外であっても「いつでもかかりつけ薬剤師」が対応すると規定した。情報共有による他の薬剤師の対応を認めてはいるものの、体制整備を要件付けた。「在宅対応」については、薬学的管理や指導の「実績」まで求めた。

こうした「かかりつけ機能」に加え、健康サポート薬局機能としては、病気の予防や健康増進への「貢献」を規定した。薬剤師専門薬である要指導医薬品やＯＴＣ薬を「適切に選択」するなどのアドバイスも加えている。また、医薬局が同時進行で進めていた「患者のための薬局ビジョン」は２０７頁の通り。「門前」から「かかりつけ」、そして「地域」へ、というメッセージとともに、健康サポート薬局、高度薬学管理機能についてまとめた。

水面下で進む「薬局の適正数」構想
5万9000薬局を財務省は半減!? 厚労省は……

40兆円を超え、さらに膨張を続ける医療費に対して、国のサイフを握る財務省が医療費抑制を口にするのは、ある意味当然だ。財務省は調剤医療費約7兆円に狙いを定め、すでにロックオン状態。その意図を明け透けに示したのが、15年10月30日の財政制度審議会だった。

背景には政府方針という大きな後ろ楯があった。15年度の「経済財政運営と改革の基本方針」、いわゆる骨太の方針では調剤報酬に関して強烈な論点を明示した。

「16年度診療報酬改定において、調剤報酬について、保険薬局の収益状況を踏まえつつ、医薬分業の下での調剤技術料・薬学管理料の妥当性、保険薬局の果たしている役割について検証した上で、服薬管理や在宅医療等への貢献度による評価や適正化を行い、患者本位の医薬分業の実現に向けた見直しを行う」と記述したのだ。

政府が「患者本位の医薬分業の実現」を指摘した訳だ。ウラを返せば、患者側に立った分業は行われていないという通告でもあった。この論点を基に、財務省は財政制度審議会財政制度分科会で調剤報酬について改革案を提示した。

「保険薬局の果たすべき役割を踏まえた、ゼロベースでの構造的な見直しの必要性」を掲げ、調剤技術料の「大幅な見直し」や薬学管理料の「努力している薬局との差別化」を唱えたのだった。具体的には、調剤基本料の減額対象である特例（25点）薬局の範囲の拡大や、後発医薬品調剤体制加算における取得点数の引き下げと「取組が不十分な薬局」への減額措置、さらには基準調剤加算の要件見直し、薬剤服用歴管理指導料の厳格化だった。

そのなかで、財務省がターゲットに据えたのが「調剤料の見直し」だ。調剤料は技術料約1・9兆円のなかで1兆円を超える、報酬の根幹を成す点数。医薬品を取り揃えるという作業を評価する技術料だ。かつて、医薬品の投与量を正確に量るコトが重視されていた時代の名残、という側面もある。粉末だった医薬品を秤で量り、微妙に分量を調整していた時代と現在は異なる。今は、ほとんどが錠剤でメーカーが製造するＰＴＰ包装で完成されている。このため「ハサミで規定日数分をただ切るだけ」などと揶揄される技術料に成り下がってしまった。全自動の錠剤分包機も普及し、内服薬の調剤料に対する風当たりは強い。

そこに財務省は眼を付けた。「調剤料の水準を全体として引き下げる」と同時に、病院のなかで行う院内処方と同じ「投与日数や剤数にかかわらず定額とすべき」と提言したのだった。取り敢えず、16年度調剤報酬改定では「全体の水準を２分の１程度に引き下げる」ことを要求して、「投与日数に応じて点数の伸びが逓減していく配分とし、段階的に定額化」を求めた。

この調剤料の大幅削減要求には薬剤師会側が唸った。一番突かれたくないところをピンポイントで突かれたからだ。調剤料約1兆円のなかの「内服薬」は約８０００億円。２分の１削減となると、影響は甚大だ。仮に、財務省の要求通りに引き下げられた場合「相当数の薬局が潰れる」と日薬幹部は警戒した。

この時、財務省幹部が描いていたドラスティックな改革案は「３回の調剤報酬改定で薬局を半減させる」だった。５万７０００薬局（当時）の半減、つまり「２万８５００薬局」を

16年度、18年度、20年度の3回の診療報酬改定で閉局に導く、そんなシナリオを練っていた。結果から言えば、16年度と18年度改定で調剤料は削減されたものの「微減」に止まった。財務省の攻勢を厚労省が押し止めたともいえる。

こうした方向を裏付けるように、19年6月の財政審でも薬剤師の「対物業務から対人業務へのシフト」という文脈で、調剤料が組上に載った。政府は骨太の方針２０１９で調剤料に関して「適正な評価」の検討を指示し、閣議決定したのだ。財務省の攻勢は続いている。20年度改定で計画を達成できなくても22年度、24年度改定と財務省は攻勢を続けてくるのは火を見るより明らかだ。

薬剤師にとってナーバスなテーマ

財務省の策略とは別に、「薬局の適正数」というテーマは厚労省内でも水面下で検討されてきた。例えば、健康サポート薬局をベースにまとめた「患者のための薬局ビジョン」のなかにこっそり、考え方を潜り込ませていた。

そもそも論になるが、薬局の〝適正数〟というのはナーバスなテーマだ。96年に、日薬は「薬局のグランドデザイン」を検討し、特に中間報告では、薬局の基本理念からサービスのあり方、薬剤師の役割、資質向上、薬剤師会の組織活動、目標と10ヵ年計画という項目に加え、「想定される必要薬局数」までを盛り込んだ。現在の日薬からは想像もつかないほどの骨のある報告書だった。

96年の10年後、２００５年の推定処方せん枚数を「7億枚」と予想し、必要薬局数を「２万軒」と弾いた。当時の薬局数は３万９０００軒だったことから、約半数の薬局が「必要ない」とまとめたのである。勇気のある試算だ。当然、日薬会員は猛反発し、大騒ぎになった。ちなみに、１００％分業時点での処方せん枚数を「10億枚」と推測、必要薬局数を「２万４０００軒」と予測した。実際には05年時点は、枚数が６億４５００万枚で薬局は５万１０００軒。予測した処方せん枚数は近いラインを推定していた。

ただし、日薬執行部は会員からの反発を収めるため、最終報告では必要薬局数を記述した章立てをすべて削除。さらに報告書の〝出典〟は日薬ではなく、会内のいち組織である「分業推進対策本部」として公表した。完全に日和った格好だ。しかし、そうでもしないと収まらなかったのかもしれない。薬局、薬剤師を代表する団体組織が、自らの会員の半分の薬局が「必要なくなる」とまとめたのだ。反発を受け流すのは容易ではなかっただろう。こうした事態を見ても、薬剤師にとって薬局数というのは敏感に、神経質に、反応するテーマであることが窺える。

その後、日薬は13年4月には「薬剤師の将来ビジョン」を、14年6月には「薬局のグランドデザイン2014」を立て続けにまとめたが、どちらも必要薬局数などにはまったく触れなかった。残念ながら、ふたつのビジョン、グランドデザインは話題にすら上らなかった。

つまり、将来必要とする薬局の具体的な数は、もっともタブー視されるテーマだ。財務省の「2万8500薬局削減構想」は決して公表された数値ではないが、もし公式発表されれば、薬局関係者には計り知れない衝撃を与える。

話を戻して、厚生労働省が考える必要薬局数だが、関係者は厚労省が想定する健康サポート薬局数に注目していた。ところが、「健康情報拠点薬局のあり方に関する検討会」は最終報告でも、健康サポート薬局の想定数には触れなかった。報告書をまとめた直後は、担当官も具体的な数字について一切言及しなかった。その一方、同時進行の厚労省の「患者のための薬局ビジョン」では、ある数字を〝付記〟していた。

それは、ビジョンの「薬局再編の全体像」に記載した。「2035年までに目指す姿」の項目で、中長期的な対応として「大病院に隣接した薬局を中心に、建替え時期等を契機に立地も地域へ移行し、少なくとも患者に身近な日常生活圏域単位で地域包括ケアの一翼を担える体制が構築されることが期待される」と記した。この日常生活圏単位の説明を欄外で、しかも級数を落とした小文字で「地域包括ケアシステムでは、おおむね30分以内に必要なサービスが提供される日常生活圏域（具体的には中学校区約1万ヵ所）を単位として想定している」と明記したのだ。直接的な表現ではないものの、この「1万ヵ所を単位」とする点が、必要薬局数「1万薬局」に置き換えられる。

しかも、最初の公表の仕方が姑息だった。業界紙記者はこうした行政側の〝やり方〟に反応してしまう。

薬局ビジョン公表後、数ヵ月経ってからようやく、厚労省医薬・生活衛生局の担当官は薬剤師会の研修会などで、健康サポート薬局数について「日常生活圏域に最低ひとつないと全国に広がっていかない。1万とか1万５０００軒は２０２５年までにめざしたい」と発言するようになった。健康サポート薬局は、かかりつけ薬局の上乗せ規定であり、〝すべて〟の薬局ではない。すると、1万５０００軒の健康サポート薬局にかかりつけ薬局を加えた数が、厚労省が描く必要薬局数となる。２万〜３万軒という数字がうっすらと浮かび上がる。

薬局への思い入れの強いある薬系技官は「全体の３割がちゃんとしたコトをやってくれればいい。ボトムアップは考えない。できる薬局がやればいい」とクローズドの会合で明言した。３割とは「約1万８０００薬局」。厚労省が想定する薬局数が裏付けられる。

かつての日薬が考えたのは１００％分業で「２万４０００薬局」。財務省の画策で残るのは「約2万8000薬局」。そして、厚労省がこっそり描くのは「2万薬局」。大体、数は収斂する。関係者が頭の中で〝妄想〟する必要な薬局数は、多くても「3万薬局」。やはり、今の5万9000薬局の「半分」というコトになる。

解説

覚悟

15年の医薬分業議論は、将来の薬局の方向性を決定付けた大事な1年だった。

数年にわたる分業バッシングを経て、薬歴未記載、無資格調剤問題で幕を開け、規制改革会議の公開討論に分業がテーマとして取り上げられ、財務省のドラスティックな改定案へとつながった。

対して厚生労働省は「健康情報拠点薬局のあり方に関する検討会」を設置し、健康サポート薬局の基準を作成した。それをベースに「患者のための薬局ビジョン」をまとめたのである。こうした一連の議論の過程で浮かび上がったキーワードが「覚悟」だった。薬局ではなく、薬剤師が、患者からの〝かかりつけ〟になるための「覚悟」を迫られ続けた。

検討会では日医の代表が再三、薬剤師に「覚悟を持て」と突き付けた。医師はかかりつけとなるなかで責任を負う。在宅医療では患者を看取ることもある。患者家族には携帯の電話番号を伝え、24時間３６５日、患者と向き合う覚悟を持っている。かかりつけ薬剤師として、それくらいの覚悟はあるのか——日医代表は問い掛け続けた。

厚労省は薬局ビジョンで1ヵ所だけ、薬剤師に「覚悟」を促した。「患者の生活を支える専門職としての覚悟」を詰め寄ったのだ。一方、日薬はビジョンを受け「覚悟をもって、真摯に取り組む」などとした声明を発表した。しかし分業バッシングのなかで、薬剤師会にも薬剤師にも、覚悟は見えない。

２０１５年は、米国メジャーリーグから高額なオファーを断って、日本のプロ野球球団、広島東洋カープに復帰した黒田博樹投手の「男気」が讃えられた。ただし、プロ野球は結果がすべての世界。美談だけでは通用しない。彼は、苦しい道を選択した。そんな黒田投手が広島に戻ってきて、最初に発したのが、

「もう先は長くないですが、覚悟を持って来ました」だった。

実績を残した大投手といえども、結果を残せなければ終わりだ。そして、黒田投手は言葉通り「覚悟」を持って、カープ投手陣を引っ張り、チームをリーグ優勝に導いた。「覚悟」とはそれくらいの重みを持つ。すべての薬剤師に問いたい。医療人としての〝引退〟をかけるほどの「覚悟はあるのか」——と。

16年度 調剤報酬改定

かかりつけ薬剤師指導料で粛清加速

16年度調剤報酬改定の最大の目玉は「かかりつけ薬剤師指導料」（70点）の新設だ。分業バッシングに対して、厚労省が示した回答のひとつが、薬局ではなく個人である薬剤師に「かかりつけ」機能を負わせるコトだった。この点に関しては、医師会も同調する。むしろ日医の方から積極的に、かかりつけ薬剤師を訴えた印象だ。日医は、オモテ向きには「かかりつけ医に対しては、かかりつけ薬剤師」といった主張を展開していたが「薬剤師にかかりつけになる覚悟はない」と踏んでいるようでもあった。厚生労働省は、特にキャリア官僚が「かかりつけ薬剤師」を押し進めた格好だ。ただし、実際の算定要件は、微に入り細を穿った内容だった。

薬局での勤務経験が「3年以上」あり、現在務める薬局に「週32時間、6ヵ月以上勤務」していて、「研修認定などを取得」し「地域医療活動に参画」するという基準をクリアした薬剤師が条件。来局した患者には「署名入りの同意書」を求め、「患者1人に対して1人の保険薬剤師のみがかかりつけ」になれる（18年度改定では、育児・介護中の例外規定期間は「週24時間かつ週4日以上勤務」と「同一薬局に12か月以上」に変更)。

そのうえで、お薬手帳を使って指導し、「受診する医療機関の全てを把握し、服用する処方薬、OTC薬、健食等の全てを把握」するというもの。「患者からの24時間相談」にも応じるため、開局時間外の連絡先や勤務シフトを渡さなければならない。また、その患者が、他の薬局で調剤を受けた場合にも情報を入手する。調剤後も、患者の服薬状況を「定期的」に把握して、「重要な情報を知ったとき」は情報提供し指導する、と微に入り細に入りの内容だ。

改定当初は、ここまでできる薬剤師がどれほどいるだろうと、ハードルの高さに関係者は反発したが、厚労省保険局医療課はお構いなしだった。分業バブルと分業バッシングに終止符を打つには、ここまでやらなければならないと腹を括ったようだ。ついてこられない薬剤師はふるいに掛ける。薬剤師に対する粛清を加速させた。そんな気配が省内には漂っていた。

16年度診療報酬改定では、初めて「外枠」という手法も公表された。「外枠」とは、診療報酬改定において技術料本体に戻さず、別の財源に回す引き下げ枠のことだ。16年度改定は技術料本体がプラス0・49%で薬価・材料がマイナス1・33%、ネット(全体)ではマイナス0・84%だったのだが、これらとは別に「外枠」という形で、大型門前薬局を対象に40億円程度を引き下げた。政府は財政健全化計画で社会保障費の抑制を掲げていたが、その国家財政に対する〝協力費〟という名目でもあった。ただ、大手調剤チェーンへの〝ペナルティ〟的色彩が濃い特例措置と言える。

一方、仮にこの40億円減を本体技術料に戻すと、調剤報酬は「プラス改定分を吐き出し、実質据え置きかマイナスに陥る」と見られていた。つまり16年度診療報酬は医科、歯科、調剤のなかで、限りなく「調剤ひとり負け」という事実に行き着く改定だった。

日本調剤が日薬の〝魂〟を買収

16年9月20日発表のニュースに一時、業界は騒然となった。

大手調剤チェーンの日本調剤が老舗の「水野薬局」を買収したのだ。水野薬局は、日薬の現役幹部など多数のキーパーソンが修行した薬局。一方で、日本調剤は日薬に背を向けるアウトサイダー。日薬のメンツは丸潰れだ。ただ、このM&Aは厚生労働省の思惑通りという側面もある。

1909年創業の水野薬局（東京都文京区）は64年に国内初の調剤専門薬局として設立。開設した水野睦郎氏は日薬幹部を務め、海外の薬局事情にも詳しい論客だった。その彼が、処方せん発行のほとんどない医薬分業黎明時代に「理想の薬局」をめざし、東大病院前に開設したのが水野薬局。当時から、「高度な調剤を実践したい」と考える若い薬剤師が全国から集まった。

すなわち、「水野」ブランドは薬剤師憧れの的。修行した「卒業生」のなかには、日薬執行部の山本信夫会長をはじめ、森昌平副会長や安部好弘常務理事といった医療保険制度に精通した薬剤師の代表がズラリと並ぶ。薬剤師会組織から完全撤退し「反日薬」を高々と掲げる日本調剤が、こうした水野ブランドを買収したのだ。日薬幹部にとっては自らの〝魂〟を買い取られたようなものだ。全国の薬剤師の憧れが、大手チェーンに呑み込まれたように受け止められた。

一方で、老舗薬局売却の原因はどこにあったのか——。

創業者である水野睦郎氏をよく知る日薬ＯＢは「所詮は門前薬局の走りに過ぎなかった」と鼻で笑う。老舗ブランドも一皮むけば、大病院前という「立地」だけで商売してきた門前薬局ということだ。

厚生労働省は16年度診療報酬改定で「『門前』から『かかりつけ』、そして『地域』へ」といった方策を盛り込んだ「患者のための薬局ビジョン」を基に改定作業を行った。明確に門前薬局を減らす方向に舵を切った。それは老舗ブランドの門前薬局に対しても変わらない。東大病院前の「水野薬局」と日本医科大病院前の「にしすが水野薬局」の2店舗を経営する「合同会社水野」の売上高は28億円。個人経営の薬局で、1店舗の売上が10億円以上というのは超大型門前薬局だ。周囲が羨むような売上を誇るなかで、同社の公表営業利益は5700万円程度だった。売上比率にするとわずか2%に過ぎない。約6〜10%に達する大手調剤チェーンと比べても明らかに低い。

高度薬学管理やシステム開発に力を入れてきた水野薬局の経営方針は、批判されるものではない。ただ、重装備の大型門前薬局ですら、経営的には厳しい状況にあることが窺えた。

日本保険薬局協会の調査では、16年度改定によって大幅に減額となった技術料のひとつに「基準調剤加算」（32点）がある。改定前には約9割のチェーンが取得していた点数だが、3割程度にまで落ち込んだ。門前薬局に高いハードルが課せられたのが要因だ。門前・マンツーマンをターゲットに大幅マイナスとなった調剤基本料に加え、さらに調剤チェーンには厳しい改定だったことが裏付けられる。政府関係筋は「中途半端なチェーンは即アウト」と16年度改定を解説していた。体力=資本力のある大手と異なり、中小の門前薬局は体力の消耗は早い。

すなわち、水野薬局も体力のない中小門前だった。関係者は、水野薬局の最終利益が「赤字続きだった」と打ち明けた。上場企業でも株式会社でもない合同会社である水野薬局の公表数値に、法的拘束力はない。低水準の営業利益率どころか、すでに火の車の台所事情に16年度改定が追い打ちをかけた、というのが売却の真相だ。

日本調剤を相手先に選んだのも「もっとも高い売却額を払えるのが日本調剤だけだった」（関係者）というのが決め手のようだ。他の大手チェーンにも売却を打診したものの、高額な値段にどのチェーンも二の足を踏んだ。つまり、資金に余裕のある大手チェーンの日本調剤が、日薬の魂を奪い取った「買収劇」だった。

突き詰めれば、厚労省による薬局淘汰方針への象徴的なケースとも読み取れる。「魂の売買」といった劇場型側面よりもむしろ「門前薬局の収斂」というシビアな政策誘導の結果と見るのが、正確な解説だ。

さらに連鎖した薬局不祥事
偽ハーボニー事件、付け替え不正請求

17年は15年に続き、薬局の不祥事が相次いだ。

1月、C型肝炎治療剤「ハーボニー配合錠」の偽造品が見つかった。しかも、ニセモノに気付いたのは患者だった。偽造薬が、薬局、薬剤師をスルーしてしまったのだ。

事件の顚末はこうだ。

40代の中年夫婦など男女４人が、高額薬剤ハーボニーに眼を付け偽物を造り、現金問屋に持ち込み、現金問屋はこれを同業者に流し、調剤チェーン企業が購入して店舗に配布し、薬局薬剤師はそのまま患者に渡した。

すり替えられた中身はビタミン剤などだったが、患者は服用せず、健康被害には至らなかったのが不幸中の幸い。ただし、事件の病根は深い。患者の安全を守るハズの薬剤師が機能しなかったのだ。

薬剤師会関係者は一様に、自らの存在を否定する「最悪の事態だ」と頭を抱えた。日薬の山本信夫会長は、事件を起こした調剤チェーンに対して「仲間として認めることすらおぞましい」とまで罵った。

しかし問題は、現場薬剤師が「職能」を果たさなかっただけでなく、薬局全体の責任者である管理薬剤師が「職責」を全うしなかった。さらには、薬局の開設者である経営者が「職分」を自覚していなかった。こうしたすべてに、問題の深淵が横たわっている。

武田局長肝いりの懇談会

高額薬剤偽ハーボニー事件を猛省して、薬業団体が組織の垣根を越えて集まり、窮地に立ち向かう――。そんな行動が一向に見られなかった事態に、痺れを切らしたのが厚生労働省医薬・生活衛生局長に就いていた武田俊彦氏だった。

17年2月23日、武田局長は日薬の山本信夫会長と日本保険薬局協会の中村勝会長、日本チェーンドラッグストア協会の青木桂生会長の3団体トップを招集し、非公開で「薬剤師・薬局関係団体懇談会」を開催した。各団体は偽ハーボニー事件に対する個別取り組みを報告し、偽造品流通防止について、それぞれが対応しつつも、互いに連携を取ることを確認した――。というのが、オモテ向きの発表内容。ただし、この3会長が勢揃いするのは初めてだった。当然、マスコミをシャットアウトした会合では、それなりに丁丁発止があった。

ドラッグストア協会の青木会長は、自身が薬剤師であることをアピールすることに余念がなく、薬剤師のライセンスを持たない日本保険薬局協会の中村会長を皮肉ったという。対して中村会長は、医療用医薬品を処方せんなしでも販売できる「零売行為」に関してを披露。薬剤師ではなくても、業界の事情に精通していることを強調してみせたようだ。ところが、日薬の山本会長からは「そもそもアンタのところの会員がやったことだろう」などと中村会長に喰って掛かったものだから会合は紛糾。事件を起こした薬局を「仲間として認めることすらおぞましい」とまで喝破していた山本会長だけに、日本保険薬局協会の会員企業の不祥事が許せなかった。収拾がつかなくなりかけたところで武田局長が、

「組織間の争いは他のテーブルでお願いします」と間に入り、議論を引き取った。

後日、武田局長は行政が出るまでもなく、自発的に3団体が集まって調整してほしかったと周囲にこぼしたそうだ。いくら待っても、そんな動きにならないものだから自らが招集をかけた。武田局長の溜息が聞こえてきそうだった。

この直後、17年4月には大手調剤チェーンのクオールによる「付け替え不正請求」が明らかになった。クオールは一部店舗で、調剤基本料の点数引き上げを謀り、処方せんの集中率を下げるよう調整していた。従業員家族の処方せんを他の店舗で調剤したように偽装して、その店舗の処方せん集中率を下げ、点数の高い調剤基本料で保険請求していた。

クオールの中村勝会長は責任を取り、日本保険薬局協会の会長職を辞任。しかし、業界団体のトップ企業が巻き起こした不祥事は、分業バッシングに火に油を注ぐ事態に発展していった。また、類似の「付け替え不正請求」はその後も、大手調剤チェーンで発覚。こうした不祥事が18年度調剤報酬改定に影響したのは言うまでもない。

18年度 調剤報酬改定

大手チェーン叩きと中小薬局へのメッセージ

18年度改定で調剤は0・19%増の約160億円を引き上げた。ただし、16年度改定に続き「外枠」というかたちで、大型門前薬局や敷地内薬局など「経営効率の良い」薬局を対象に約230億円の引き下げも実行した。

外枠引き下げの中心は「調剤基本料」。これまでの6区分から実質5区分に再編して大手調剤チェーン叩きを行った。中小の個店薬局が主に該当する「調剤基本料1」(41点)は据え置き、門前薬局や医療モール薬局などを想定する「調剤基本料2」(25点)は従来の規定に加え、医療機関からの処方せん集中率を「90%」から「85%」に下げるなど、減額される薬局の対象を拡大した。大型門前薬局をターゲットにした「調剤基本料3」は、グループ企業全体で処方せん受付回数が「月4万回超〜40万回以下」(20点)と「月40万回超」(15点)に該当する薬局に網を掛けた。病院の敷地のなかに立地する敷地内薬局は「特別調剤基本料」(10点)に当て嵌め5点を減額。それぞれ基本料1からは相当な減額幅となった。こうした大手調剤チェーンへの大幅マイナスは、「経営効率の良い薬局は高収益」という実態に沿って、収益の一部を還元するという考えで敢行された。もちろん、大手調剤チェーンによる度重なる「処方せん付け替え不正請求」が背景にあったのは誰が見ても明らかだ。

従来大手チェーンが積極的に取り組んできた「特例除外規定」を18年度改定で削除したのも、その象徴だ。かかりつけ薬剤師への業務実績によって、高い基本料に復帰できる救済措置をもぎ取った。大手チェーンは基本料アップへの対抗策を失った。日本保険薬局協会の幹部は「規模や立地によって薬剤師の評価自体が変わるのは根本的におかしい。納得できない」と憤ったものの、協会の前会長会社を含む会員チェーンが不祥事を起こしたこともあって、反論はかき消された。

一方、改定の目玉のひとつが「地域支援体制加算」(35点)。従来の「基準調剤加算」(32点)を改組し「かかりつけ薬剤師機能を発揮し、地域包括ケアシステムの中で貢献する」薬局を対象にした。休日夜間対応などの一定時間以上の開局や、医療機関への服薬情報提供の実績、さらには薬物療法の安全性向上に資する事例報告などを要件にした。調剤基本料1以外の薬局に対しては、取得するには上乗せ規定を課したのだが、調剤チェーン関係者は「算定困難。努力しても到底取れない」と音を上げた。

解説

生き残るのは〝頭を使う〟薬剤師

08年にある薬系技官が作った調剤報酬改定「私案」を思い出した。改定検討事項に関する私的ペーパーだったのだが、かなりドラスティックな内容で、日薬幹部を震え上がらせたのを憶えている。

なかでも強烈だったのが「頭を使わず薬を渡すだけの調剤技術料の適正化」という項目。〝頭を使わない〟とは、官僚が使う言葉としては実にシニカル。一部関係者が反発した。しかし時を経て、とうとう〝頭を使う〟調剤報酬体系へと踏み込んだのが18年度診療報酬改定だった。

もちろん、調剤チェーン企業をターゲットにした「外枠」約224億円（医療費ベース）の引き下げが、18年度改定のキモであることは言うまでもない。「調剤基本料3」を中心に、大型門前薬局や敷地内薬局、医療モール薬局などの経営効率のいい、収益性の高い薬局を「現制度下でできる最大限」（中山智紀薬剤管理官）の引き下げも敢行した。

一方、調剤報酬に詳しい自民党関係筋は「初めて頭を使う調剤報酬になった」と解説する。新設の「服用薬剤調整支援料」は、6種類以上の内服薬処方に対して、薬剤師が医師に提案し、2種類以上減らした場合に初めて月1回算定できる。〝頭を使い、結果を残す〟ことで初めて評価される点数だ。ポリファーマシー（多剤併用）対策といった、今、薬剤師に求められるトレンド業務が点数化された。関係筋は「プロフェッショナルとしてトレーニングを積んでいないとできない薬物療法に突入した」と続ける。

従来の、医師に照会し処方変更した場合に加算する「重複投薬・相互作用等防止加算」や医師からの要請を受け調剤後の適正使用を把握する「服薬情報等提供料」も同じ流れにあり、点数がアップされた。

こうした方向性は「対人業務への構造的な転換」方針によるものだが、同時に〝頭を使わない〟調剤料（内服薬）への減額改定もまた、同じ文脈にある。

つまり、頭を使わない薬剤師は医師や患者にその姿を晒してしまい、プロフェッショナルな薬剤師を揃えていない薬局は衰退していく、というメッセージが込められている改定だった。冒頭の改定ペーパーは、薬剤管理官時代の磯部総一郎氏が作成したものだ。そして18年度改定は、彼と「呑み仲間」（本人談）という間柄の「師弟関係」（関係者談）にある中山薬剤管理官が断行した。

〝頭を使わない〟と問題視してから10年、頭を使う調剤報酬体系へと踏み込んだのが18年度改定だった。

エピソード

キャリア官僚と喧々囂々

ある業界団体の懇親会。関係者と名刺交換していると後ろから、

「こんな人の名刺、貰ってもしょうがないよ」

失礼な物言いで、首を突っ込んできたヒトがいた。振り返ると、武田俊彦医薬・生活衛生局長だった。

「うるさい。アナタに言われたくない」

すぐさまカウンターパンチで反撃すると、

「俺、こいつ、嫌いな記者」

ニコニコしながら、会話の中心にどっかりと座り込んできた。

「なに言ってるの。私のほうが、武田さんのこと嫌いだから」

切り返しても、

「でも、嫌いな奴とか言いながら、隣に立っているけど」

とさらにニヤニヤと微笑み、話を続ける。めんどうなことに、そこに薬系技官が乱入して来た。

「俺は好きだよ、玉ちゃんのこと」

などと会話を掻き回す。それを聞いた武田局長は、

「う～ん、『好き』と『嫌い』は、紙一重だな」

と頷いた。初めて会った名刺交換の相手は、コトの成り行きに目を白黒させながら困惑気味。構わず武田局長が続けた。

「あっ、それなら俺、今度から『好き』って言おうかな、アナタのこと」

予想外のパンチが飛んできた。よけ切れず、慌てて、

「やめて下さい。武田さんに『好きだ』なんて言われたら、おしまい」

ディフェンスは間に合わない。

「そっか『好き』と言って、厚労省に〝取り込まれた〟と思わせるのもいいなッ」

してやったりの表情。

「それだけは勘弁」

お願いするのがやっとだった。すると思い出したように、

「先日の官民対話の記事、わかってないな」

仕事の話を振ってきた。

「そう？　官民対話なんて、武田さんが経済課長の頃にやってたものを、また持ち出しただけでしょう。『民と対話してやってる』っていうポーズの」

厭味を言うと、

「今回は違うんだな。保険が絡む」

「あら、そう。やっぱり保険局長への準備」

すかさず懐に潜り込むと、「いやいや」などと苦笑いして退散していった。

厚労省エースと目されていた武田局長だったが、医薬局長の後、医政局長に就き、そこで退官となった。トップの事務次官にはあと一歩届かなかった。ただ、官僚としての施策実現と私への厭味という〝爪痕〟はしっかり残して去っていった。

第5章

2019年〜

改正薬機法とその先

国会審議を経て可決成立した改正薬機法は、
関係者の間では
「薬剤師にとってコペルニクス的転回になる」
などと指摘されるだけあって今後、
直接間接的に医薬業界に影響を与える。

２０１９年、医薬業界が注視していたのは「医薬品、医療機器等の品質、有効性及び安全性の確保等に関する法律」（薬機法）の改正と、その国会審議だった。

厚生科学審議会医薬品医療機器制度部会の報告書（第１章59頁）を受け、医薬・生活衛生局（医薬局）が提出した分業絡みの改正法案は7点。①服用期間中のフォロー、②医師等への情報提供、③オンライン服薬指導、④調剤録への記録、⑤機能別の薬局の知事認定制度、⑥法令順守体制の整備、⑦添付文書の電子化――などだった。

薬剤師が調剤時に限らず、必要に応じて患者の薬剤使用状況の把握や服薬指導を行うのが「服用期間中のフォロー」で、それを義務化する。16年度の診療報酬改定で新設された「かかりつけ薬剤師指導料」では、すでに算定要件として「調剤後も服薬状況を把握し、指導を行う」ことを規定していた。今回は、従来のいち調剤報酬上の要件を踏み込んで法制化するというもの。すべての薬剤師が取り組まなければならなくなった。「医師への情報提供」とセットで行うことになる。

ただ、患者の服薬状況を把握するという、ある意味〝当たり前〟の業務を法制化しなければならなかったという事態に、薬剤師は留意すべきだろう。医薬局は法律上規定しないと〝薬剤師はやらない〟と踏んでいる。なおかつ重要なのは、この業務を行政側が最重要視しているという点だ。改正によって「薬局のパラダイムシフトが起きる」とまで期待する。

「調剤録への記録」は、服薬指導などの情報を薬歴に記載することを義務付ける。改正によって、薬歴未記載問題に対しても法的対処が可能となる。従来は、調剤報酬の不正請求という側面からしか対応できなかったが、法的な「処分」の対象に加わる。ここでも行政側の意図は明快だ。

「機能別の薬局の知事認定制度」は今改正の重要ポイント。かかりつけをイメージする「地域連携薬局」と、高度薬学管理機能に対応する「専門医療機関連携薬局」のふたつを、薬局は新たに標榜することができる。

「割と数の多い薬局」（医薬局幹部）の認定が予想されるのが地域連携薬局。「入退院時の医療機関との情報連携や在宅医療等に地域の薬局と連携しながら一元的・継続的に対応できる薬局」と規定した。要件は、パーテーションなど「プライバシーに配慮した構造設備」や「医療提供施設との情報共有体制」、また「研修を受けた薬剤師の配置」「夜間休日への対応」「麻薬調剤、無菌調剤を含む在宅対応」などだ。

「数は限られる」（医薬局幹部）のが、専門医療機関連携薬局。「がん等の専門的な薬学管理に他医療提供施設と連携して対応できる薬局」と定めた。要件としては、個室など相談できるスペースを含む「プライバシーに配慮した構造設備」や、医療機関との「治療方針等の共有」「合同研修の実施」、さらに「専門性の高い薬剤師の配置」「特殊な調剤の対応」などが挙がる。この専門医療機関連携薬局と病院の傍らに設置される敷地内薬局のイメージが重なる。病院入口の真ん前に位置する「門前薬局」から数十メートル程度、病院側に近付いた、病院の土地のなかに設置する敷地内薬局は、政府の規制緩和方針によって増え続けている。日薬の調査では18年9月までに全国33県64医療機関で、誘致または設置が進む。

その一方で、医薬局幹部には、専門医療機関連携薬局が画期的新薬の受け皿になるといった期待もあるようだ。

どんなに優れた新薬を承認しても、実際に使われる現場の体制が整っていなければ、薬害に発展してしまう。薬事行政のなかで官僚が痛感してきた歴史だ。帯状疱疹抗ウイルス剤「ソリブジン」や抗肺がん剤「イレッサ」による過去の副作用死亡例は、医薬品自体に問題があったからではなく、むしろ使い方を誤った事例だった。取り扱いや使用に際して、専門性が求められる新薬への対応を専門医療機関連携薬局が担う、というのが医薬局の狙いだ。承認しても副作用によって消えていってしまった画期的新薬をここでなら育てられる。新薬を承認審査する担当部局でもある医薬局の〝想い〟が込められている。

「法令順守体制の整備」はガバナンス強化策。薬局企業は「法令順守のための指針」を策定し「必要な能力及び経験を有する管理者」を選任する。その管理者の上に「薬事に関する業務に責任を有する役員」となる責任役員を新設。改正法案を議論した厚科審制度部会では、この責任役員への「変更命令」までを盛り込んだ。行政側が「保健衛生上の危害の発生、また拡大防止のために業務運営の改善が見込まれない」と判断した場合に、責任役員への「変更命令」を下すことができる。付け替え不正請求や偽ハーボニー事件などの不祥事では、トップの責任を問えなかった。そこで、薬機法改正によって薬局企業トップまでを睨み、不祥事への抑止力につなげたいと行政側は考えた訳だ。

ところが、改正法案を国会提出する過程で、一部の自民党議員が一部の業界関係者の意向を受ける形で「役員の変更命令」の削除を強く迫り、自民党総務会はこの要請を丸呑みした。結果、変更命令は外され、改正案は「骨抜き」になった。薬局を監視指導する立場の地方自治体からは「強力な弾が抜かれてしまった」と落胆の声が上がった。ガバナンス強化の〝目玉〟は抜き取られた。

そんな落胆に追い打ちかけるように、また薬局不祥事が発覚した。19年6月、調剤薬局チェーンの店舗で、薬歴が「未記載」の状態で薬剤服用歴管理指導料を請求し、かつ行政側から不適切請求の指摘を受けると、薬歴を「改竄」し未記載の薬歴数を減らすといった「二重の不適切行為」が判明したのだ。薬機法改正法案が国会で審議されるタイミングでの不祥事だった。ガバナンス強化策の後退に、監視指導関係者から深い溜息が漏れた。

改正薬機法が可決、成立

19年3月に通常国会に提出された薬機法改正案だったが、他の重要法案が立て込み、実質審議未了で継続審議扱いとなった。その後、7月の参議院選挙を挟み、迎えた11月の臨時国会でようやく可決、成立。国会提出から8ヵ月を要した。ただ事実上の審議は、衆議院と参議院の厚生労働委員会で計4回。審議時間も17時間程度。当初から「大きな反対意見はない」と見られていたなかでのスピード採決だった。

しかし、それでもいくつかの点が疑問視され、いくつかの厚労省方針も明らかになった。与野党含めた国会議員が質したのが、現行の「健康サポート薬局」と新設の「地域連携薬局」の違いだ。その「わかりにくさ」に意見は集中した。

7月の人事異動で、国会対応として保険局長から格下の医薬局長へと〝異例〟のスライド異動となっていた樽見英樹局長は、国会答弁のなかで健康サポート薬局について、「日頃から健康や予防の相談に応じ、病気になった時はかかりつけ薬局、薬剤師としての機能を備える薬局」と説明した。対して地域連携薬局は医療機関への入退院や介護など、「療養環境を移行する患者の在宅ニーズに応えながら、切れ目のない継続的薬物療法の提供を医療機関と連携できる薬局」と解説。ともに、かかりつけ機能を装備したうえで、地域連携薬局は「一歩、在宅医療に寄っている薬局のイメージ」と明かした。

また、関係者の関心を集めていた想定する薬局の「数」に関しては、地域連携薬局が「日常生活圏域」で、専門医療機関連携薬局は「二次医療圏に少なくとも1つ以上」といった見解を示した。

行政が使う日常生活圏域とは「中学校区にひとつ」という意味で約1万ヵ所以上、二次医療圏は約３００程度。つまり、地域連携薬局は1万薬局以上で、専門医療機関連携薬局は二次医療圏に若干上乗せした５００薬局程度を行政側が想定していることが判明した。

だが、こうした説明を経ても、健康サポート薬局と地域連携薬局の違いについて、理解を得ることはできなかった。健康サポート薬局の想定数も「日常生活圏にひとつ以上」と厚労省は説明していたからだ。地域連携薬局と完全にダブる。このため、国会議員からは今後、両薬局の位置付けの明確化が注文付けられた。

ここで敢えて両薬局の違いを言い切ってしまえば、法律上の規定があるかないか、だけだ。健康サポート薬局はあくまで「届出」によるもので、申請書類に〝不備〟がなければ原則受け付けられる。要件は設定されているものの、申請し届け出るという制度だ。かたや地域連携薬局は規定された要件をクリアし承認を受けなければ「認定」されない。二つの薬局は「届出」と「認定」で線引きされる。

同時に国会審議で確認されたのは、法律上規定され知事認定を受ける地域連携薬局と専門医療機関連携薬局は将来、診療報酬上の手当てが視野に入るという点だった。となると、診療報酬上評価されない健康サポート薬局が形骸化する可能性は極めて高くなる。薬局経営者にとっては、診療報酬の技術料という対価こそが、魅力としてチラつくからだ。

薬局は今後、地域連携薬局と専門医療機関連携薬局に従来の健康サポート薬局を加え、それ以外の「ただの薬局」と合わせて、カタチ上4種類に分類されることになる。市民や患者が行政の〝お墨付き〟を得た薬局群をどう識別し認識するかだが、それぞれの数が揃い、看板を掲げ、存在をアピールしだしたとき、その評価は決まる。

法律が施行される2021年以降の話だが、市民からは「余計なお世話」に映るような気がしてならない。特に、専門医療機関連携薬局以外の3形態を、見分けられ、使い分けられる市民がどれほどいるだろう。結局は、行政が薬局に課した要件を市民は求めているかに行き着く。薬局、薬剤師が患者や地域事情を考えないで、診療報酬ばかりに目を向け薬局を変化させても、市民の支持は得られない。

国会審議ではもう一点、注文が付いた。ガバナンス強化のなかで法案から抜け落ちた「責任役員への変更命令」だ。厚労委員会メンバーの国会議員は再考を促した。それも与野党問わずに「変更命令」の復活を訴えたのだ。結果、衆参両院での付帯決議となった。

付帯決議は、今後の復活審議を約束されたようなものだ。行政関係者はこれを一様に評価した。「監視行政からするといろんなツールがあったほうがやりやすい」「滅茶苦茶嬉しい」などと逆転劇に沸いた。一部の政治家を利用した〝空中戦〟で施策の変更を迫っても、実際の審議の場での〝地上戦〟では適わないということだった。

さらに、両院の付帯決議には、「これまで進めてきた医薬分業の成果と課題を踏まえ、患者の多くが医薬分業のメリットを実感できるような取り組みを進めること」といった文言も添えられた。改正薬機法の付帯決議にまで、医薬分業に対する注文が付けられたのだ。分業への厳しい視線はどこまでも続く。そんなメッセージが国会からも届いた。

情報通信機器を活用した「オンライン服薬指導」に関しては、改正薬機法が12月４日に公布されたことを受け、厚労省が12月20日の中医協に方向性を提案。「外来オンライン服薬指導」と「在宅オンライン服薬指導」のふたつに分けた。

外来はすでに実施されている医師のオンライン診療による調剤で、在宅は訪問診療による処方せんに基づき調剤するというものだ。いずれも「同一内容の処方で、すでに対面指導済みの薬剤」で「原則、同一薬剤師が対応」し、取り扱い薬剤の種類や授受方法、緊急時対応などを規定した「服薬指導計画」を策定する。

このように、医薬局は要件を厳しく設定し、「例外」規定という位置付けでスタートさせる。しかし、時代の趨勢を考えれば、将来的な「全面解禁」の方向は避けられそうにない。新型コロナウイルス感染症への対応では時限処置ながら、オンライン対応は認められ、国民はその利便性を享受している。つまり、技術の進展に抗っても勝ち目はない。

波紋広がる「0402通知」
非薬剤師業務の明示で対立する業界

「もう無法地帯になる。何をやったっていいことになる。現場は早いから。しかし、厚労省はよくこんなものを出したねぇ」

　あるドラッグストア関係者は感慨深げに語り、満面の笑みを絶やさない。

　厚労省医薬局は改正薬機法の国会審議に向け準備を進めていた19年4月2日、総務課長名で〝驚愕〟の通知を公表した。「調剤業務のあり方」と題したA4版2枚程度のペーパーだが、その内容に関係者は仰天。これまで曖昧だった薬剤師「以外」が行うことのできる調剤業務を明示したのだ。

　薬剤師ではない「事務員」や「機械」に調剤業務の一端を任せるというのは、チェーン企業にとっては喉から手が出るほどの規制緩和だった。最大経費である「薬剤師の人件費」削減に結びつく。大手チェーン企業がより一層勢力を拡大する――。そんな可能性を秘めた行政通知なのだ。

関係者は「薬生発０４０２第1号」という発出番号から「０４０２通知」（ゼロヨンゼロニツウチ）などと呼び合う。その通知は、まず「最終的な責任を有する」薬剤師の指示の基で「薬剤師以外の者が実施する」ことが可能な条件として、

・当該薬剤師の目が現実に届く限度の場所で実施
・薬剤の品質等に影響がなく、服用する患者に危害の及ぶことがない
・機械的な作業であること

といった3点を提示した。そのうえで「最終的な確認」は薬剤師が行うものの薬剤師以外が実施できる具体的業務として、ピッキングと呼ばれる「医薬品の必要量を取り揃える行為」や「一包化した薬剤の数量の確認行為」を挙げた。これまで「グレーゾーン」とされ自治体によって判断が分かれていた業務を、明解に「シロ」と判定したのである。関係者に与えたインパクトは計り知れない。

日本チェーンドラッグストア協会は「画期的通知で大歓迎」とコメント。「協会が要望していたことが相当程度実現する」と絶賛した。日本保険薬局協会も「曖昧模糊となっていた

ものが明確になった。われわれとしては歓迎」と称賛し、「過去に比べたら画期的」と評価した。奇しくもチェーン企業の関係者は「画期的」で「歓迎」と声を揃えた。

対して、日薬は「通知が調剤の範囲を定めたと捉えられているのであれば、極めて愉快ではない」と諸手を挙げて喜ぶチェーン企業を牽制した。「基本的には薬剤師の業務。その前提で薬剤師がどう判断するかだ」と、どこまでも調剤業務は薬剤師〝主導〟であるとクギを刺した。調剤は薬剤師の〝専権〟業務と訴えるのに躍起だ。

こうした見解が真っ二つ分かれる通知をなぜ、このタイミングで医薬局は公表したのか。安川孝志薬事企画官は通知発出後、セミナーや講演会などで繰り返し背景を解説した。

「思いのほか反響が大きいが、今まで明確に示していなかった部分を示しただけ」

そう反復し続けた。すでにでき上がっていたモノを「通知」として発出しただけ、というスタンスだ。心の内は〝公表済みの考えを発出しただけなのに、なぜ大騒ぎになる〟といったところだろう。安川薬事企画官は「通知の目的は対人業務をしっかりやってもらうために、対物業務を効率化した」と強調し、沈静化を図った。

「０４０２通知」について、医薬局の見解をまとめるとこうなる。

15年に公表した「患者のための薬局ビジョン」では、薬剤師は医薬品という「物」の調製から患者への服薬指導や薬学的管理といった「人」中心の業務に転換すべきと掲げた。「対物業務から対人業務へ」ということだ。すると次に必要になるのが、対人業務中心にシフトするための「薬剤師の本質的業務」を整理することだった。そこで、16年度の厚生労働科学研究として「かかりつけ薬剤師の本質的業務と機能強化のための調査研究」班を設置し、考え方を取りまとめた。その研究班が調剤業務を規定するうえで根拠としたのが、1989年2月23日の東京高裁の判決だ。

医師は、診療を行うに当たり、常に看護婦等の法定の診療補助しか使えないものと断ずることはできず、各種の医療機器を使用できるのと同様、無資格者を助手として使える場合があり、条件として、

①医師の目が現実に届く限度の場所で、②患者に危害の及ぶことがなく、③判断作用を加える余地に乏しい機械的な作業を行わせる程度にとどめられるべき——といった裁定だった。

この考えをそのまま薬剤師に当て嵌めたのが、研究班の最終報告だ。

薬剤師についても同様の条件下で調剤機器や薬剤師以外の者に業務を行わせることができるのではないか。

①薬剤師の目が確実に届く限度の場所で、②調製した薬の品質等に影響が及ぶことがなく、その結果として調剤した薬を服用する患者に危害の及ぶことがなく、③判断作用を加える余地に乏しい機械的な作業——。

おわかりの通り、「０４０２通知」で示した考えはこの最終報告をキレイに踏襲している。調査研究は17年7月に公表。18年の厚科審制度部会でも資料として引用していた。さらに制度部会の報告書では、対人業務の充実の観点から「調剤機器や情報技術等も含めた業務効率化のための検討を進めるべき」と記述。すなわち、衝撃に映る通知は15年から18年にかけて、何度も提示していたのである。医薬局は、厚労省の方針としてすでに公表したものと捉えていたようだ。だから、通知後の大反響に〝戸惑った〟のかもしれない。

一方で、医薬局の読みが甘かったのは、たとえ厚生科学研究で明示していても、それはあくまで研究班の報告に過ぎない。「課長通知」という事務連絡でありながらも、厚労省が発出した通達という点に意味があった。行政がお墨付きを与えたのだ。ここを読み違えた。

ただし、それでも引っ掛かるのは、厚労省は不祥事を引き起こした調剤チェーンに対して、大幅な技術料引き下げとなる18年度調剤報酬改定を断行し、制度部会でもチェーン企業へのガバナンス強化を打ち出した。チェーン企業に厳しい措置を下していたにもかかわらず、チェーン企業が諸手を挙げて賛同する施策は辻褄が合わない。

穿った見方をすれば今回の「０４０２通知」は、医薬局が〝背に腹はかえられずに通達した〟という側面が濃い。

参院選2019、番狂わせに沸く薬剤師会

19年7月21日投開票の参議院選挙全国比例区で、番狂わせが起きた。日薬の擁立候補、本田顕子氏が15万9596票を獲得し、自民党第14位で当選。製薬団体などが推す衛藤晟一氏(15位＝15万4578票)や日医の羽生田俊氏(16位＝15万2807票)を抑えての上位当選だった。

医療界のトップ当選を遂げてきた日医を日薬が追い抜いた。しかも、公認の藤井基之参院議員に続く「ウラ選挙」で初めて勝利し、日薬は二人の組織内擁立議員を揃える体制に飛躍したのだ。

「今日は、日薬にとって、薬剤師にとって、記念すべき日だ」

薬剤師会が高揚感に包まれたのも頷ける。ただ、選挙前の「劣勢」予想を跳ね返し、前回16年の藤井氏の14万2132票をも上積みした勝因はどこにあったのだろう。

この選挙戦で日薬は、政治家だった本田氏実父の地盤である熊本を中心に活動を展開した。全国比例区候補にもかかわらず、本人は地元に張り付き、2台しかない街宣車も熊本と九州だけを回る作戦を採った。「熊本で5万票」という本田氏擁立時の謳い文句が背景にあったようだが、父親の地盤をフル活用する戦略を疑問視する関係者も多かった。案の定、熊本の票数は前回藤井選挙から4倍増に拡大したものの1万5198票に終わり、掲げた5万票に

は遠く及ばなかった。
おまけに、藤井氏にあった厚生労働省票も当てにできなかった。官僚出身の藤井氏と卸や薬局勤務だった本田氏とではバックボーンが異なる。選挙前に想定された薬剤師会だけの基礎票は10万票程度。つまり、この参院選では5万〜6万票が新たに上乗せされた格好だ。県ごとの票数を分析しても、ほぼ万遍なく前回並みか、上回っていた。こうした状況を整理すると、従来、日薬候補に投票しなかった無党派層の薬剤師が、本田氏に一票を投じた、と考えられる。彼らのビヘイビアはどこから生まれたのだろうか――。

自民党関係筋が解説した。

「薬剤師の心の底にある調剤報酬のウマミを変えたくないという気持ちが作用した」

技術料の約半分を占め〝頭を使わずに算定できる〟調剤料は「適正な評価」の検討が閣議決定されていた。また、調剤料削減によって巻き起こる「薬局再編」を日本経済新聞が6月から7月にかけて掲載し、危機感を煽った。加えて、非薬剤師業務を示した厚労省の「0402通知」は薬剤師の肝をつぶした。こうした外的要因が選挙に無関心な薬剤師をも動かした、という見立てだ。なるほど、説得力がある。

ただし、薬剤師会の擁立議員を一人増やしただけで、閣議決定は覆らない。1票を投じた無党派層がこうした事態に気付くと、次回選挙はまた違った展開になる。

エピソード

3会長勢揃いのトップ会合

台風一過のある夜。

東京神田で、日薬の山本信夫会長と日本チェーンドラッグストア協会の池野隆光会長、日本保険薬局協会の南野利久会長といった薬系3団体トップが密かに集まり〝非公式〟の会合を開いた。それぞれの事務局も通さない、あくまで私的な集まりだ。酒を酌み交わしながら、ただ業界の現状を語り合う。なにかを決めたりしない。そんな前置きをして、3トップが懇談した。

そもそも3団体の会長が揃うのは、武田俊彦氏が医薬局長時代に強制招集した関係団体懇談会以来（第4章224頁）。

ただし前回は、山本会長以外は前任者だった。つまり、この3人が勢揃いするのは初めて。一方で、丁丁発止のあった前回の懇談会のように、これまで3団体のトップはお世辞にも仲がいいとは言えない。だから、この日の会合が成功するかどうかも、ある意味〝賭け〟だった。

やや遅れてやって来た山本会長は席に着くやいなや、20年4月から実施となる緊急避妊薬のオンライン診療について、両団体に協力を求めた。産婦人科医を招聘し、研修会を開催する。ソコへの参加を両団体にお願いした。

「その話を最初に持って来る!?」

私が突っ込みを入れると、

「たまたま今日の常務会で議論になって。この話は利害がないからさっ」

と山本会長。滑り出しの会話に気を遣って見せ、会合は始まった。

「今日は、いい機会だと思って」

池野会長が会合の経緯に触れると、すかさず山本会長は両団体に対して、

「『嫌ってるだろ』ってよく言われますが、嫌いじゃあないですから」

と言い訳。

「『薬剤師がいらない』というのがダメなだけで……。みなさんが（日薬と両協会との関係を）おもしろおかしく書くもので」

矛先をこちらの業界紙に向けてきた。もちろん、おもしろおかしく書いている。

「だんだん、安倍総理みたいに、次に（会長を）やるヒトは、いなくなるんじゃあないですか」

池野会長が山本会長を立てると、

「そんなコトないです。やりたいヒトは一杯いますよ」

かぶりを振った。

「そうですか」

池野会長は疑心暗鬼。すると南野会長が、

「外から見ると盤石な体制ですよね」

と続け、パッと話に花が咲いた。

なにかを決めたりしないと最初に前置きしていたものの、思った以上に3会長は打ち解けた。そこで、ついつい業界紙記者の〝スケベ心〟が出てしまった。

次回参院選での共通候補の実現や、日薬幹部への両団体からの登用、三方良しの調剤報酬改定の模索などを提案してみた。どれも決定には至らなかったが、3会長ともに前向きな姿勢で一致。

「薬系3団体が団結して、医師会に一泡吹かせましょう」

仰々しく手を振り上げて3会長を促すと、

「そうだ、そうだ」

という感じで〝賛同〟を得て、会は終了した。フィクサーを演じた夜だった。

日薬「専務理事」に剛腕技官、戦々恐々の会内

日薬の専務理事ポストは「スポークスマン」として矢面に立ち、「番頭役」として会務運営を担う重要な役職だ。分業が加速度的に進展した１９９０年代前半から厚労省の薬系技官が就いてきた。

ところが２０１２年、当時の児玉孝会長はこのポストに民間企業からの人材を登用した。現職の専務理事は製薬企業出身。薬系技官が選ばれなかったのは、日薬側が求めた「人物」と厚労省側の「意向」が合致しなかったためとされる。

こうした経緯もあって当初、〝過渡期的な人事〟と捉えられていたのだが、すでに８年が経過。政権が山本信夫会長に移っても、交代はなかった。14年から18年にかけては前任の専務理事で元薬系技官の石井甲一氏が副会長として復帰し、役割を補完していたが、それもあくまで「補完」に過ぎなかった。

そこへ、抜擢されたのが厚生労働省薬系技官のなかでも〝剛腕エース〟と一目置かれていた磯部総一郎氏（前監視指導・麻薬対策課長）だ。19年10月15日付で「会長付」として着任し、20年６月の総会で正式に専務理事に就任する。

磯部氏の剛腕振りに関しては、これまでにも紹介した通り。仕事好きな熱血漢。講演など

では話しに熱が入り過ぎて、上着を脱ぎ、ネクタイを外し、シャツも腕捲りして、汗をタオルで拭きながら熱弁するタイプ。厚労官僚が苦手にする日医へのネゴシエーションも平気でこなす。こうした実績から薬系技官トップの「大臣官房審議官」への昇格も確実視されていたなかで7月に退官、日薬幹部に入閣することになった。

関係者からは、分業バッシングに喘ぐ薬剤師会を救う〝救世主〟と一身に期待が集まる。ところが……。

日薬の山本信夫会長は10月9日の定例会見で、磯部氏の招聘に際し、

「会長は私だから。『ちゃんと立場をわきまえて』と本人には伝えようと思っている」

などと発言。薬系エースの元官僚といえども「職員と同じ立場」であることを強調したのだった。磯部氏の剛腕振りに先手を打った形だが、この発言に一部の日薬会員からブーイングが起こった。

「山本会長の命取りになる発言」

「狭量が露わになった」

「墓穴を掘った」

などと批判が相次いだ。

会見3日後の10月12日、山口県下関市で開催された都道府県会長協議会では、日薬の元常務理事で愛知県薬剤師会の岩月進会長が噛み付いた。

「オレの前に出るなとか、言うことをきかせる、みたいな発言をしたと聞いた。愛知県にも専務理事はいて、県の行政の天下りを迎えている。入るにあたって『オレの言うことを聞け』とか言えば当然、行政と喧嘩になる」

「会長ともあろう者がそういうコトを言っていいのか。前言を撤回していただきたい」

強く迫った。対して山本会長は、

「誤解を生じたよう」

と返答しながら、岩月氏とは「長い付き合い」のなかで『山本しっかりしろよ』という思いだろう」と回答。批判を軽く受け流した。

とは言っても、剛腕エースの移籍に戦々恐々としている会内の雰囲気が露見してしまった。この人事は、未だ分業バッシングを収めきれずにいる薬剤師会に対して、監督官庁の厚労省が業を煮やして風雲児を送り込んだ。そんなところだ。

剛腕エースの登板に、窮地に立つ医薬分業は形勢を一気に逆転――。期待感が業界を駆け巡っている。

20年度 調剤報酬改定

調剤料減を薬歴管理料に回した〝凪〟の改定

20年度の調剤報酬改定は〝目玉〟のない、風も吹かない〝凪〟の改定だった。

そのなかで厚労省保険局医療課の田宮憲一薬剤管理官は、ポイントとして4点を挙げた。「かかりつけ機能の評価」と「質の高い外来がん化学療法の評価」、さらに「対物業務から対人業務への構造的な転換を推進するための評価の重点化と適正化」「情報機器を用いた服薬指導の評価」などだ。

強調したのが、「服用薬剤調整支援料2」（100点）。18年度改定で新設された前身の「服用薬剤調整支援料」（125点）は6種類以上の内服処方に対して薬剤師が医師に処方提案し、2種類以上を減薬した場合に月1回算定できる。今改定の支援料2は、2種類以上の減薬ができなくても処方医に「文書を用いて、その解消等の提案を行った」場合に3ヵ月に1回算定できる。ややハードルを下げたものの、それでも「相当な手間。しかし、やっていく必要がある。本当に頑張ってもらいたい」と期待を寄せる。厚労省方針の「対物から対人へ」というかかりつけ薬剤師機能の評価という面からも重視している。がん化学療法の評価としては、薬局が患者のレジメン（治療内容）を把握したうえで服薬指導を行い、状況を確認し、結果を医療機関に情報提供したときに薬剤服用歴管理指導料に追加した「特定薬剤管理指導加算2」（100点）を算定できる。医療機関側の技術料「連携充実加算」とセットで新設された点数で、改正薬機法に盛り込まれた「服用後のフォロー」や「専門医療機関連携薬局」を見据えた点数と言える。キーは「連携」だ。

一方で、こうした新設の評価は財源的に〝小粒〟。費用が嵩む技術料ではない。20年度改定で財源をもっとも投入した技術料は別にある。今回は診療報酬技術料は0・55％プラスで、調剤報酬は0・16％増。医療費ベースでは約150億円程度の上乗せとなる。これに「調剤料」引き下げによって生まれた財源が加わる。

財務省が火をつけ、日医が煽り、政府方針にまで発展したのが「調剤料の引き下げ」だった。20年度改定では短期処方の「日数倍数制」にまで踏み込んだ。内服薬14日以下の「7日まで＝1日5点×日数」を28点に統一し、「8日以降＝1日4点×日数」を55点にした。これまで「1日〜7日分」の平均算定点数が27点で、「8〜14日」が61点だったことから、ダメージを受ける。すでに日数倍数制を撤廃していた「15〜21日分」は3点減の64点で、「22〜30日分」も1点減の77点に引き下げた。こうした調剤料削減のショックは相当程度ある。なぜなら、約１・９兆円の調剤技術料に占める調剤料は９９４５億で（17年度）、全体の五割を超えるからだ。20年度改定の調剤料減額は１５０億円以上とも推定される。この１５０億円とプラス０・16％の１５０億円とを合算した３００億円以上が、プラスの改定財源に回った。その財源の大半をつぎ込んだのが「薬剤服用歴管理指導料」だった。

患者の再度の来局などの条件によって点数設定されている薬歴管理料だが、それぞれ2点、４点増の43点と57点にアップした。この技術料は約５万９０００薬局の大多数が算定しているため、調剤料のマイナスはほぼこの点数増で賄える。プラスマイナスゼロ。つまり、調剤料減のダメージを受ける薬局はほとんどない。

こうした事情から〝凪〟の改定と指摘される訳だが、関係者は改定を一様に評価。「70点くらい」（日薬）、「そんなに変わらない」（ドラッグストア協会）、「好感をもっている」（日本保険薬局協会）などと押しなべて高評価。しかしそれとは別に、次回22年度改定への警戒心が高まっている。政府方針にまで指定された「調剤料の引き下げ」は今後、深掘りが容易になった。薬剤師会が抵抗してきた日数倍数制が完全撤廃され、マルメられた点数を機械的に引き下げるのは簡単だ。関係者が思わず漏らした「次が怖い。大幅引き下げになるのでは」といった予測は、決して大袈裟ではない。

3トップがつくる新たな風

2020年、薬系3団体トップの距離がグッと近付いた。

1月10日、日本チェーンドラッグストア協会の池野隆光会長は、自身が会長を務めるウエルシアホールディングスの新年互例会に、日薬の山本信夫会長と日本保険薬局協会の南野利久会長を招待。3人で登壇してガッチリ握手を交わし、記念撮影にも収まった。3団体のトップが揃って撮影に応じたのは初だ。

「20年前には考えられないことだ」

参加した関係者からは驚きの声が上がった。壇上に立った池野会長も、

「本当に、これからは一緒に地域を支える同士として進んでいきたい」

と満面の笑みで二人を紹介した。すると山本会長が、

「おもしろおかしく物事を捉える方々からすると『ドラッグストアと薬剤師会は犬猿の仲でしょう』と揶揄されますが、共に国民の健康をめざして医薬品を取り扱う者同士ですから、いささか的外れなことだと考えています」などと応じて見せた。さらに、

「適切な連携を取りながら、地域への医薬品の供給体制の構築をめざしていきたい」

とまとめると、会場からは割れんばかりの拍手喝采。続く南野会長も、

「処方せん獲得に向け、熾烈な争いをしていると言われますが、私はそのようには思っておりません。競争することによって、患者の安全性を高め、利便性を高める。ひいては国民のためになる。より良い薬局をつくっていくような協力もしていかなければいけない」

3団体連携のボルテージを上げた。

続く1月15日には、今度は山本会長が日薬の賀詞交歓会に二人を招き、挨拶を依頼した。南野会長は、これまで日本保険薬局協会と日薬の「足並みが揃わなかったことをお詫び」したうえで「社会が大きく変革するなかで薬業界一体となって尽力していきたい」と挨拶。池野会長も、日本チェーンドラッグストア協会創設20年のなかでの初登壇に「大変光栄」と感謝し、「共に新しい国造りのため一緒に頑張っていきたい」と杯を掲げた。

その言葉通り、国内において新型コロナウイルス感染症が流行の兆しを見せ始めた1月29日、3会長の連名で「新型コロナウイルス関連肺炎への対応」といった会員向けの連絡通知を発信した。内容自体は 流水と石鹸による手洗いの頻回敢行や咳が出たときの咳エチケットの順守、またサージカルマスク着用といったごく常識的なものだったが、薬系3団体「連名」で出した通知に意義があった。

それだけでなく2月20日の日薬の定例会見では、3会長が勢揃いし「新型コロナウイルス感染症対策」の共同ステートメントを発表した。薬局やドラッグストアなど現場での対応方法や、市民への啓発事項をステートメントとして公表したのである。「3団体が各会員に共同で通知」（山本会長）し、「共同で全部一緒に」（池野会長）行動して、「危機的状況に貢献したい」（南野会長）と3人は声を上げた。もちろん、3団体の会長が揃って記者会見するのは初めてだ。山本会長は、

「時代は変わった。薬機法も変わり、国民の期待というのは薬局とかドラッグストアというカテゴリーではなしに、医薬品を扱うもの、あるいは薬剤師が働く場所という意味に変わってきている。少なくとも、患者への対応はひとつの方向に進んでいる」

3団体が手を組み団結する意味を内外に宣言したのだった。

今、医薬分業は存続意義を問われている。長引く分業バッシングを収めるには「個店だ」「ドラッグストアだ」「チェーンだ」などと主張している場合ではない。垣根を越え総動員で、分業のメリットを国民に示していかなければ、バッシングは解決できない。いがみ合い、角突き合わせる時代は終わった。

本書のクロニクルのなかでは、いろいろと〝指摘〟してきた山本会長だが、3団体の協調路線という取り組みでは、先を見据えたリーダーシップを発揮している。日薬に仄かに灯った希望の光を消してはいけない。

分業先進地域の上田薬剤師会

厚労省は、医薬分業に対する次の政策誘導策を「薬局機能の分類」に置いている。患者から見えるメリット、費用対効果へのひとつの回答として、薬局を機能分化させながらレベルアップを図るという構想のようだ。

一方、本書では取り上げてこなかったテーマがひとつ残っている。それは「上田の分業」だ。分業先進地域として先を行く長野の上田薬剤師会（飯島康典会長）が実践する分業である。私も何度か訪れウオッチしているが、門前薬局は少数で、診療所近くのマンツーマン薬局もあまりない。独立した薬局ばかりというのが印象だ。チェーン展開する調剤薬局やドラッグストアはそれほど多くはなく、参入しても早い段階で撤退してしまうケースが目立つ。それは、経営効率を優先するチェーン企業にとって、大型門前もマンツーマンも成り立たないような土地柄があるようだ。

ほとんどが「かかりつけ面分業」を実践する上田の薬局のスペックは高い（262頁）。全国と比較し、その違いは一目瞭然だ。特に、備蓄医薬品数は眼を見張る。しかし、上田薬剤師会の関係者は、重装備の備蓄品目数にあまり関心がない。かかりつけ薬局として対応していけば、自然と品目数は増えていく。それは「当たり前のこと」なのだろう。

そんな「上田分業」を、厚労省のキャリア官僚や薬系技官は視察してきた。国会議員や医師会、財務官僚までもが頻繁に訪れる。彼らはつぶさに上田の分業を観察して、「これが理想の面分業だ」と納得して帰っていく。そして、法律、制度、施策に反映させる。

健康サポート薬局や患者のための薬局ビジョン、かかりつけ薬剤師指導料、18年度調剤報酬改定といった一連の薬局施策は、すべて上田の薬局がベース、モデルになっている。官僚が「理想」を全国に広げたい、と考えての施策だった。ただ、現場を見て感動した分業も、官僚が机上で施策として書き込むと、現実とのズレが生じてしまう。上田の分業を数値化し、要件や定義に盛り込んでも、なかなか実在の薬局には血が通わない。政策誘導の限界だろう。

上田地区の分業の歴史は、明治時代にまで遡る。分業を認めた先駆的な医師が存在したという。１９５６年頃には、国立上田療養所が院外処方せんの発行に踏み切り、地域の

上田薬剤師会の特徴

	上田	全国
集中率80%以上薬局	6%	53%
平均処方箋集中率	33%	75%
平均備蓄調剤用医薬品数	1873	1038
平均備蓄ジェネリック医薬品数	521	315

薬局はこぞって参加し、面分業が始まった。すなわち最初から一貫して、面分業志向の薬剤師が集まり、分業を進めてきたというプライドが、上田にはある。その過程を経ていない地域が、今の上田をマネようとしても土台、ムリなのかもしれない。

患者の薬局選択の変化

ところで、患者の「薬局選択」という角度から、医薬分業を眺めた場合、かつての選択肢は「立地」しか存在しなかった。医療機関から「近い」というだけの立地だ。それに、最近加わったのが「経済」。通俗的に言えば「おカネ」だ。

「おカネ」のひとつが、先発品から後発品に切り替えるコトで生まれる「自己負担額の軽減」。つまり「後発医薬品促進」だ。金額的にはさほど高額ではないものの、後発品の選択によって自己負担は軽減する。後発品調剤に積極的な薬局が、患者の選択肢のひとつに入っている。

そして、主婦層のハートをがっちり掴んだ「調剤ポイント」もまた「おカネ」が左右する選択肢だ。調剤時の患者自己負担１％分がポイントとして貯まる会員サービスは、第３章で指摘した通り、支持を集めている。

患者の薬局選択肢「おカネ」は、「後発品」と「調剤ポイント」の２点。現実的ではあるものの、従来の「立地」しかなかった選択に「経済」が加わった意味は大きい。患者の選択の幅が広がっただけでなく、さらなる選択項目拡大への土壌も創ったからだ。患者は薬局を選ぶとき、場所（立地）以外のチョイスがあることを知った。ただし、「おカネ」だけが動機では、医療提供施設と位置付けられる薬局としては、あまりに寂しい。

薬局は医療提供施設であり、小売業でもあるが、突き詰めれば「サービス業」でもある。つまり、「サービス」内容で患者からの選択を競うべきだ。薬局の選択は「立地」から「経済」、そして「サービス」競争という第三の勝負に入ろうとしている。

厚労省が打ち出した「機能」もサービスに捉えられる。地域連携薬局や専門医療機関連携薬局という機能分類のメニュー提示はサービスのひとつだ。また調剤報酬改定でも、薬剤師が実践するサービスメニューを厚労省は示している。例えば「服用薬剤調整支援料」がそうだ。医師に対して薬剤師が処方提案し、クスリを減らす技術料は立派なサービス。なかなかハードルの高い技術料ではあるものの、患者から見れば、薬剤師が自分のコトを思い医師と掛け合ってくれる姿はプロフェッショナルとして目に焼き付く。

ただし、これらは行政が提示したサービスに過ぎない。今後大切なのは、薬剤師自身が考え、実践し、改良を重ね、創り上げるサービスだろう。そろそろ薬剤師は行政の政策誘導から卒業する「覚悟」を決める時期に来ている。

終　章

～1974年

すべての始まりは
エース官僚だった

医薬分業のスタートは
1974年とされているものの、
実際はその直前にドラマがあった。
そして、その主人公は
〝意外〟な人物だった。

日医と日薬、トップの共通点

この国の医薬分業は行政による「政策誘導」で進んだと再三、指摘してきた。特に「分業元年」とされる１９７４年の「処方せん料の大幅引き上げ」が政策誘導のスタートだった。ではなぜ、行政は分業推進という政策に着手したのか――。処方せん料をわずか1年の間に6点から10点、さらに50点へと約10倍にも引き上げたのか。実はこの点は〝謎〟だった。

「薬漬け医療への対策」という考察は多い。行政が分業に着手したのは多剤投与への対応策だったという解説だ。しかし、「薬漬け」の問題が深刻化するのは、もう少し後になってからだ。80年代の後半以降。74年の時点では、そこまで深刻ではなかった。

ならば、74年前後に何が起きていたのか。行政が政策誘導に着手した本当の狙いは何だったのか。業界紙記者として分業を取材してきたなかで、この〝謎〟はずっと燻り続けた。

当時を知る関係者や業界の重鎮、長老たちを捕まえては話を聞き、また文献や資料を当たっては事実を調べた。そしてある日、ひとつの「仮説」に辿り着いた。やはり厚生省は明確な意図を持っていたのだと。本書執筆にあたり、もう一段取材を進め深掘りした。すると「仮説」は「確信」に変わった。

まず、74年直前の時代背景を振り返る。

医薬分業の制度導入は医師対薬剤師の闘争だ。法改正をともなう「強制分業」の実現といった法的闘争〝１００年戦争〟だった。それが１９７０年に日本薬剤師会会長に就任した石館守三氏の登場によって、流れが変わる。

石館会長は、ハンセン病治療剤「プロミン」を合成し、多くの患者を救った薬学者。国立衛生試験所所長から請われて日薬会長に就き、以降11年間務めた名会長だ。彼が、法的闘争から経済闘争を含めた分業推進へと日薬を導いたのである。

石館会長は最初に執行部を一新した。守旧派を一掃して、若手を登用した。「内閣はカッコ良くなった」。当時を知る日薬関係者は振り返る。それほどの組織改革だったようだ。さらに若い役員で構成する〝分業研究会〟を設置し、「（神奈川県）大磯で泊まり込みの徹底会議を行って、日薬内部の意思統一を図った」という。そこで固まったのが、潜在技術料とされていた「医薬品のマージン（儲け）」をなくし、医師の処方せん料を「顕在化する」という考えだった。医師に対して、医薬品の売買差額分を「技術料」として補塡するといった構想だ。強制分業から経済闘争を絡めた任意分業へと舵を切ったのである。

72年7月1日、石館会長は分業「反対」を掲げる日本医師会の武見太郎会長を訪ね、二人きりで約1時間、懇談した。業界紙『薬事日報』（72年7月11日付）によれば、武見会長は「医療の合理化のために決して分業に反対しているのではなく、医療の正しい基本路線のなかには、当然分業が含まれなければならない」と発言し、日医と日薬は「互いに低い次元のやりとりではなく、泥仕合に陥ることは慎むべき」などと申し合わせた。

さらに翌年73年5月21日には再度、両会長は会談した。その結果、武見会長は分業に対して「基本的には賛成」と表明。そのうえで、共同施設としての「調剤センターの設置」や「近隣の医師と薬剤師で懇談を進める」ことを要請し合意に至った。その模様は『日本薬剤師会１００年史』に明記されている。

武見会長自身は分業を実践していた開業医だったのだが、医師会の会員全体からすれば「分業反対派」が大多数を占めていた。にもかかわらずなぜ、武見会長は分業実施に合意したのか。この73年のトップ会談が、74年の分業元年につながったというのが多数の関係者の認識だが、武見会長がどうして合意に至ったのか、その核心はベールに包まれていた。

その〝謎〟を深慮し解き明かしたのが、日薬の佐谷圭一元会長だ。佐谷氏は04年10月10日の日薬青森学術大会で「人間愛、石館守三先生が残したもの」をテーマに講演。そこで、関係者からの証言を基に長年の謎を解明してみせた。

佐谷氏は73年のトップ会談では武見会長が、

「自分は医薬分業には賛成なのだが、歴史を考えるとなかなか医師会として踏み切れない」

などと心情を漏らしていた経緯を紹介。その傍ら、石館会長は会内でまとめた「医と薬の分離」を強調して理解を求めた。こうした話し合いによって、医薬品のマージンを医師の処方せん料に振り替えるといった構想を武見会長が受け入れた、というコトだった。もっとも佐谷氏は、武見会長が分業に合意した本当の理由がわかるのは「武見会長が亡くなったとき」と続けた。その真相は、

「武見会長は日蓮宗の行者（信者）でした。非常に信仰心の篤い方であり、石館会長は熱心なクリスチャンでありました。両者とも表には出しませんが、内に秘めた敬虔な宗教心があった。お互いに感応同交しあったのです」

感応同交とは、人々の仏を求める心とそれに応じる仏の心が通じ合い、ひとつに交わるコトであり、教える者と教えられる者との気持ちが通じ合うものだ。

「言葉に出さずとも、あうんの呼吸でわかる。お二人とも、時代を見る確かな眼を持っていた。そういうところで感応同交し、医薬分業は必ず行わなければならないとなった。そして、具体化していったのです」

武見会長は石館会長との会談後、日医会員に対して諭し続けたという。

「『院内調剤をしていては、医療の責任と薬の責任を医師は取り切れない。必ず将来、責任社会になる。だから、薬の部分は薬剤師が取ってくれるというのなら薬剤師に任せる』と、ことあるごとに開業医の先生方に言い切っておられた、ということです」

佐谷氏が日医と日薬の100年戦争の終結を、トップ二人の「感応同交」が最後の決め手だったと紐解いたのは興味深い。

武見会長は「ケンカ太郎」の異名を取り、四半世紀にわたって、日医を引っ張った大会長だ。石館会長もまた、薬学者としてすでに高名だったなかで、70歳にして請われて会長に就いた人物。そんな名会長同士が、お互いに触れ合うモノを感じた。その根底には、互いの信教があった。

佐谷氏の考察はストンと腑に落ちる。感応同交。医療人であり、信教を持っていた二人の「あうんの呼吸」が、最後の決め手になったという筋立て。なるほど。

ただしその一方で、やはり武見会長はしたたかだった。法律上明文化した強制分業ではなく、医師の裁量による任意分業であれば、分業を実施するかどうかは医師のコントロール下に置ける。現在も通じる医師会の腹の底は、どこまで行っても分業は医師の「支配下にある」という考えに立っている。武見会長は周囲に「薬剤師が調剤するのはいい。しかし、医療に口出しするのはダメだ」と絶えず語っていたそうだ。だからこそ、処方せん料という技術料をしっかり得ることも忘れなかった。73年のトップ会談前に、武見会長が公言していた分業実施の条件が「再診料100点、処方せん料50点の引き上げ」だった。感応同交しつつ、冷静な計算も働いていた。

しかし、それでも引っ掛かるのは、医師会と薬剤師会のトップがわかり合ったとはいえ、実際に技術料に点数を付ける作業は厚生省が担う。当時者同士が了解しても、財源配分の計算をするのは行政の役割だ。厚生官僚は日医と日薬の合意を見ながら、なにを考え、なにを意図し、分業推進に着手したのか――。

74年から、もうすこし時間を遡る。

ケンカ太郎が厚生省に仕掛けた数々

日医の武見会長が「ケンカ太郎」と呼ばれていたのは、厚生官僚に対する徹底的な対決姿勢からだった。彼の主だった〝喧嘩〟を列挙しただけでも豪快だ。

59年6月、厚生省中央社会保険医療協議会を医師会代表がボイコット
61年2月、医師会、歯科医師会が「全国一斉休診」を実施
61年7月、保険医「総辞退」方針を決定
66年12月、厚生省審議会、検討会への医師会委員「総引き揚げ」を通告
71年2月、厚生省中医協の医師会代表委員を引き揚げ
71年4月、保険医「総辞退」方針を決定

日医会員の診療所が全国で一斉にストライキして「休診」するなんて、今では考えられない。中医協への不参加は当たり前、厚生省が運営するすべての審議会から日医代表委員を撤収すると脅し、全国の「保険医」資格を国に返すと突き付ける。ケンカ上手というか、交渉を優位に進めるため、これほどのケンカを仕掛けたのは圧巻だ。診療報酬引き上げを含めた、日医の要求を通すためのカードとしてでも凄過ぎる。こうした〝傍若無人〟振りに一番手を焼いていたのは、何を隠そう厚生官僚だっただろう。特に、政策立案を担うキャリア官僚たちは、日医武見会長を苦々しく思っていたに違いない。

日医の暴走を止める手立てはないか。キャリア官僚のなかでも有能なキャリアは、特にその思いが強かったハズだ。

そこに登場するのが、この時代のエース官僚、吉村仁氏だった。

吉村氏は１９５３年、東京大学法学部を卒業後、厚生省に入省。そのほとんどを「保険畑」で過ごし、82年に保険局長、84年に事務次官にまで上り詰めたヒトだ。84年の健康保険法改正では会社員の医療費1割自己負担を導入するなど、医療費適正化に心血を注いだ。歯に衣着せない発言でも有名で、敵も多かったようだ。だが、彼が立案した制度、施策、そして思想は、今もなお後輩キャリアに受け継がれている。

そんな吉村氏の〝代表作〟が83年1月に発表した、いわゆる『医療費亡国論』。全国保険国民年金課長会議でぶち上げ、その直後に論文としても公表した。

「このまま医療費が増え続ければ、国家がつぶれるという発想さえ出てくる」

「その対応は、率直に言えば、医療費総枠の抑制というコトになる」

「国民所得の伸び率程度の伸びならば、負担額は上がっても、負担率は上がらない。そういう線で叡智をしぼった対応を考えざるを得ない」

医療費適正化を直言したのだった。さらに、その実現のためには、

「私は、鬼にも蛇にもなる」

とまで言い放った。医療費抑制に反対する医師会や政治家などに対して、啖呵を切ったのだった。なおかつ、医療機関の「不正請求」といった事案に対しては、

「天人ともに許せない行為」と断罪し、

「医師会と十分、話し合うことは必要だが、医師会との事前相談や打ち合わせなしに保険局だけで排除できる体制をとるべき」

と狼煙を上げた。

日医が猛反発したのも当然だ。医療費抑制策を掲げた吉村氏の官僚人生は〝対医師会〟だったのである。

一方で、医薬分業の効果のひとつに「薬剤費抑制」がある。ただ、この医療費抑制策は74

年当時、さほどドラスティックな効果を期待されてはいなかった。それでも、医療費抑制を政策テーマに据えていた吉村氏が、分業を研究しなかったとは考えられない。同時に、分業の原点を辿れば、武見会長が繰り出したケンカへの対抗策にも行き着いただろう。

もともと医薬分業という制度は、歴史を研究すれば「毒殺防止法」だ。中世ヨーロッパにおける時の宰相が、もっとも恐れていたのが「暗殺」だったそうだ。なかでも、毒殺は防ぐことの難しい暗殺手段とされていた。医師が画策して診断し、処方し、自らが薬を出し、最後には死亡診断書まで書く。暗殺は見破られず、いともたやすく完遂される。当時、医師は一国の宰相の命すら操れる「力」を持っていたのである。政権側からすれば、たまったものではない。どこかでディスクロージャー（情報公開）しなければ、危険極まりないと考えた。そこで、処方せんという「証拠物」となる公的文書を医師の権限の「外」に出し、薬局が保管する。その薬局、薬剤師は独立させる。毒殺から身を守るため政権が考えだしたのが、毒殺防止法であり、制度としての医薬分業だった。

言い換えると、医師からクスリを切り離すというのは、医師の「力」を削ぎ落とすコトにつながる。分業は、医師や医師会の「力」を低下させる制度でもあった訳だ。この点を歴史から学び、実践したのではないだろうか。さらに、こうしたひらめきは、たったひとりの官僚が机上で思い付いたハズだ。おそらく、こんな感じで。

「そうだ、分業だ。分業を始めよう」

ポンと机を叩いて、制度開始にハンコを捺す。

現に、吉村氏は74年の分業元年の前後、薬局を担当する薬務局に在籍していた。72年から75年までの3年間、企業課長、薬事課長、企画課長と薬務局の3課長を歴任していたのである。これは決して偶然ではない。診療報酬に詳しく、若く理想に燃え、医師会とも平気で渡り合う、そんなキャリア官僚が薬務局に席を置いていたのだ。日医武見会長のケンカ太郎振りをじかに見て、何も考えず、まったく策を講じない方が不自然だ。

分業への政策誘導の開始は、厚生キャリア官僚による「医師会弱体化」への布石であり、机上でそれを仕掛けたのは、エース官僚吉村仁氏だった、というのが私の「確信」だ。

実際のところ、分業の進展にともなって医師会の「力」は落ちていった。特に、２０１０年に民主党政権に日医が自民党から鞍替え支持したあたりの弱体化は、眼を覆うばかりだった。最近になって、勢力を取り戻しているのは、横倉義武会長の存在が大きいが、その横倉会長が就任直後から発しているのが、分業バッシングだった。

辻褄がピタリと合う。

日医側もクスリを手放してしまった事態が、組織力低下につながったのだと気付いたのかもしれない。すでに本書のなかで登場した、ある大物関係者は、私の「確信」について、こう補足してくれた。

「最近の厚労省は力を付けたよな。医師会を怖がらなくなった。昔、単純に厚生省が考えたのは、クスリを取り上げることが、医者から権力を取り上げることだと、わかったんだな。クスリというのはね、薬価という値が付いている。値には薬価差というのがあって、膨大だった。膨大な薬価差は、人件費もかけないで医者の懐に入っていた。それが、権力の源だった。それと、昔は医師優遇税制があって、売上のほとんどを経費として認められていた。だから病院は儲かって仕方なかった。これをなんとかするには、医者からクスリを取り上げる、医薬分業なんだとわかった訳だ。だから、今ここでね、分業の旗を厚労省は降ろしたらいかん。そんなことしたら、また『武見体制に戻っちゃうぞ』って言いたいね」

ちなみに、医師優遇税制にメスをいれたのも吉村氏だった。吉村氏は86年6月に厚生省を退官した。ところが、そのわずか４ヵ月後の10月、肝不全のため亡くなった。享年56歳という若さだった。

退官した6月30日の新旧事務次官交代式で吉村氏は全職員を前に「33年間の役人生活」を振り返り、後輩たちにこう語った。

「己の知恵と器量の限りを尽くして対応しなさい」

全力で仕事をする大切さを説いた。そして、

「蟬しぐれを奏でさせてもらって、運のいい役人生活であった。命の限り鳴いた蟬も今日でやむ」

そう、言い残して厚生省を去ったという。

おわりに

〜あなたの情熱は、あたしの誇りで自慢で覚悟なの〜

ＮＨＫ朝の連続テレビ小説『まんぷく』でDREAMS COME TRUEが歌った『あなたとトゥラッタッタ♪』。ドラマはインスタントラーメンを開発した発明家とその妻の物語。本書の執筆を始めた19年春に放送していた。主題歌の「あなたの情熱はあたしの覚悟」というくだりが妙に気に入って、放映中も、また放送終了後も、口ずさみながら原稿を書いていた。

私はここ数年の薬剤師のテーマは「覚悟」だと思っている。

分業バッシングに対して厚生労働省が捻り出した策は、健康サポート薬局や患者のための薬局ビジョン、かかりつけ薬剤師指導料に18年度調剤報酬改定、そして、薬機法改正だった。こうした一連の施策の根底には、薬剤師に「覚悟」を迫る、官僚の危機感のようなものが伝わってくる。

「薬剤師は24時間３６５日、患者と向き合う覚悟はあるのか」

官僚は薬剤師に突き付けている。それが、これまで続けてきた政策誘導の結果、バブルを生み出し、バッシングを招き、不祥事にまみれた医薬分業にしてしまったという、厚生労働省の言い訳にも似た責任の取り方だった。そんな行政から突き付けられた「覚悟」を、どれだけの薬剤師が気付いているだろうか――。

私は、薬剤師は「職人」だと思っている。医師は患者の命を救う医療の「エンターテイナー」だとすれば、薬剤師は患者の安全を守る「職人」だ。そして、職人には職人としての矜持があるハズだ。自らの技術をとことん磨き上げ、細部にこだわり、妥協せず、仕事へのプライドを持ち続ける。そんな矜持を貫く職人だ。

そうした医師と薬剤師に思いを巡らしたとき、ある言葉が気に掛かる。

「われわれは、頑張って、頑張って、努力して、どうにか利益を上げている」

調剤薬局チェーン経営者がよく口にする決まり文句だ。けれど、この発言にはずっと違和感を覚えてきた。

確かに、調剤チェーンに狙いを定めた調剤報酬の引き下げが続いている。改定実施直後には各社、業績をガクンと落とす。けれどその後、改定内容を分析し、補塡できる技術料を探し当て、薬剤師を教育して、積極的に取り返していく。引き下げ分をカバーする「努力」で、業績を持ち直す。いつもの光景だ。株式会社という営利企業である以上、調剤チェーンのこうした〝企業努力〟を批判するつもりはない。

上場企業であればなおさらだ。右肩上がりの成長が求められる。だけど、どこか引っ掛かってきた。現場の薬剤師にとって、利益を上げるための「努力」とは何なのだろう——。

一方、病院の経営状況も依然深刻のようだ。医療経済実態調査では一般病院や国公立病院の収益悪化が顕著だ。病院団体のトップはその原因のひとつに「医師は病院への忠誠心がない」と嘆く。医師のモチベーションは「仕事そのもの」であり、仕事が「生き甲斐」というコトだ。ドクターは患者への臨床や自身の研究にこだわり、「経営になど興味がない」と病院団体トップは匙を投げる。

この国の医師と薬剤師、特に勤務医師と勤務薬剤師の違いは、ここにあるような気がしてならない。経営者の指示に〝従順〟かどうか、だ。

確かに勤務医にも経営感覚は必要だろう。しかしそれ以上に、勤務薬剤師には日々の〝仕事〟へのモチベーションが欠けているように映る。経営者からの「指示」による努力ではなく、自らの「生き甲斐」としての努力。それが見えれば、私の違和感は消えるだろう。

医薬分業を巡る冒険

私は「業界紙記者」もまた職人だと考えている。小説家のような芸術家ではない。通を唸らせ、大衆の度肝を抜く、そんな腕のいい職人になりたいとこれまでやってきた。誰よりも早く、誰よりも深く、誰よりもおもしろく。日々の原稿のなかで、医薬分業と「冒険」してきた。

最近、業界関係者と酒を酌み交わしていると、よく聞かれる質問がある。

「最高のスクープはなんですか？」

これまで私が書いてきたモノのなかで、もっとも自信のある記事はどれなのかと問われる。そういう時は大体、逆に書いた記事のなかで、印象に残っている記事はなんですか、と聞き返す。相手が懸命に記憶を遡らせているのを、意地悪く眺めている。それでも再度、「最高は？」と問い掛けてくるヒトには、こう応えるようにしている。

「次に書くもの」

ただし、これは受け売りだ。

チャールズ・チャップリンが記者からのインタビューで、

「２００以上ある、あなたの映画作品のなかの最高傑作は？」

と問われて応えたそうだ。

「Next One」

次回作だと。

今回書き上げた本書は通過点。これからもNext Oneで最高傑作をめざしていくことになるだろう。薬剤師と業界紙記者はお互い職人同士だからこそ、私は薬剤師に「覚悟」を迫り続ける。医薬分業を巡る冒険はまだまだ続く。

２０２０年３月吉日

玉田　慎二

参考資料

- 『日本薬剤師会史』（公益社団法人日本薬剤師会）
- 『日本医師会雑誌』（公益社団法人日本医師会）
- 『社会保険旬報』（社会保険研究所）
- 『医薬分業の歴史』（薬事日報社）
- 隔日刊『薬事日報』（薬事日報社）
- 週刊『薬事ニュース』（薬事ニュース社）
- 週刊『薬局新聞』（薬局新聞社）
- 季刊『ドラッグストアレポート』（薬局新聞社）

付録

医薬分業年表

日医会長
武見太郎（54～82）
花岡堅而（82～84）
羽田春兔（84～92）
村瀬敏郎（92～96）
坪井栄孝（96～04）
植松治雄（04～06）
唐澤祥人（06～10）
原中勝征（10～12）
横倉義武（12～）

西暦	出来事・事件	日薬会長
74	分業元年（処方せん料6点→10点→50点）	
75	第二薬局問題への対応	
76	「厚生白書」に医薬分業のメリット、デメリット記載／日薬連盟の「悪魔広告」	
77		
78		石館守三（70～82
79		
80		
81		
82		
83	厚生省・吉村仁保険局長「医療費亡国論」発表	
84		
85		
86		
87		
88		高木敬次郎（82～9
89	国立37病院処方せん発行モデル事業	
90		
91	〝ブンキチ〟の台頭	
92	薬価算定方式バルクライン方式→Rゾーン方式（R幅=15%）／10種以上多剤投与制限／処方せん料55点→74点／医療法改正（薬剤師が医療の担い手）	
93	薬局業務運営ガイドライン策定	
94	国立38病院処方せん発行モデル事業／R幅=13%	
95		吉矢佑（94～98
96	日本調剤、クラフト事件／R幅=11%	
97	日医VS日薬（処方料）／R幅=10%	
98	薬剤師不在問題／処方せん料79点→81点／R幅=5%	
99	日本チェーンドラッグストア協会設立	
00	薬価算定方式 Rゾーン方式→調整幅方式（調整幅=2%）	佐谷圭一（98～02
01	厚生労働省発足	
02	日薬会長選〝本能寺の変〟／初のマイナス改定／調剤過誤多発／分業バッシング	
03		
04	日本保険薬局協会設立／「本当はプラス改定だった」	
05		中西敏夫（02～08
06	日本調剤VS薬剤師会／医療法改正（薬局が医療提供施設に）	
07	医療経済実態調査データ改竄疑惑	
08	日薬会長選〝ジャイアントキリング〟	
09		
10	調剤ポイント問題勃発	
11		児玉孝（08～14
12	分業バッシング再燃／6年制薬剤師誕生	
13	日医幹部講演「病院はお粥、薬局はすき焼き」	
14	日薬会長選静かな「弔い合戦」／日医VS日薬（検体測定室）	
15	薬歴未記載、無資格調剤問題／規制改革会議公開討論／患者のための薬局ビジョン	
16	かかりつけ薬剤師指導料新設／健康サポート薬局開始	山本信夫（14～
17	偽ハーボニー事件、付け替え不正請求問題	
18	地域支援体制加算新設／厚科審制度部会で分業叩き	

［著者］

玉田慎二（たまだ しんじ）

法政大学社会学部卒。その後、医療医薬関係の業界紙をわたり歩き、記事を執筆。厚生省記者クラブキャップや季刊ドラッグストア誌編集長などを経て、2008年からの5年間、日刊媒体のデスクを務める。現在は論説委員として主にコラム、解説を担当する。記者としての取材テーマは「医薬分業」と「スイッチOTC薬」。医薬分業は業界紙記者スタート時から追い続けるテーマで、厚生労働省官僚や薬剤師会幹部には一貫し取材してきた。著書に『OTC薬 規制緩和は誰のもの』（医薬経済社）、『薬剤師に迫るコペルニクス的“転界”』（共著：薬事日報社）がある。興味は「組織」と「個人」の関係。

医薬分業の光と影

薬剤師、官僚、医師会のインサイドストーリー

2020年7月8日　第1刷発行
2020年9月7日　第2刷発行

著　者——玉田慎二
発　売——ダイヤモンド社
〒150-8409　東京都渋谷区神宮前6-12-17
https://www.diamond.co.jp
電話／03･5259･5941（販売）
発行所——ダイヤモンド・リテイルメディア
〒101-0051　東京都千代田区神田神保町1-6-1
https://diamond-rm.net/
電話／03･5259･5941（編集）
ブックデザイン—青木 汀（ダイヤモンド・グラフィック社）
印刷／製本—ダイヤモンド・グラフィック社
編集担当——小木田泰弘

ISBN 978-4-478-09066-4